男科临床三得

翟亚春 著

东南大学出版社
SOUTHEAST UNIVERSITY PRESS
·南京·

图书在版编目(CIP)数据

男科临床三得 / 翟亚春著. — 南京：东南大学出版社，2020.1(2023.12重印)
ISBN 978-7-5641-8626-5

Ⅰ. ①男… Ⅱ. ①翟… Ⅲ. ①中医科学 Ⅳ. ①R277.5

中国版本图书馆 CIP 数据核字(2019)第 256679 号

男科临床三得
Nanke Linchuang Sande

著　　者　翟亚春
出版发行　东南大学出版社
出版人　江建中
社　　址　南京市四牌楼 2 号
邮　　编　210096
责　　编　陈潇潇
责编邮箱　med@seupress.com

经　　销　新华书店
印　　刷　广东虎彩云印刷有限公司
开　　本　700 mm×1000 mm　1/16
印　　张　6
字　　数　120 千字
版　　次　2020 年 1 月第 1 版
印　　次　2023 年 12 月第 3 次印刷
书　　号　ISBN 978-7-5641-8626-5
定　　价　36.00 元

＊ 本社图书若有印装质量问题，请直接与营销部联系，电话：025-83791830。

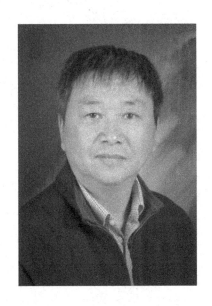

1978—1980 年,扬州医学专科学校中医专业,读书

1981—1985 年,扬州医学专科学校中医系,任教(助教、住院医师)

其间 1985.3—1985.7 于上海中医学院全国高等中医院校第二届中医外科学师资进修班,结业

1985.9—1988.6,南京中医学院中医系中医外科专业硕士研究生,毕业并获医生硕士学位

1988.7.1—2004.6,南京中医药大学第一临床医学院,任教(医学博士、教授、主任中医师、硕导)

其间 1997.9—2002.6 在职博士研究生,毕业并获医学博士学位

2004.7—2006.6,新加坡中医学院,任教(教授、教研部主任)

2006.10—2008.4,新加坡科艺私人有限公司,任职(高级医药顾问)

2008.8—2010.10,马来西亚同善医院,任职(中医总监)

2010.11—2013.2,马来西亚拉曼大学,任教(教授、中医系主任、中医药研究中心主席、博导)

2013.3—2019.3,中国中医科学院江苏分院(江苏省中医药研究院、江苏省中西医结合医院),任职(教授、主任中医师、男科主任、院级名医)

2019.9—,退休

写在前面的话（代序）

余有幸成为改革开放后首届入学的中医大学生。毕业后孜孜汲汲，唯中医是务已近四十年。始则以外科为业，后入男科。1985年成为全国首个以男性不育为研究方向的硕士研究生，师从南京中医学院许履和教授。毕业论文不仅首次将医学统计方法应用于中医男科临床研究之中，拙作《精液异常所致男性不育症的中医治疗——附82例临床观察》被《中医杂志》录用并于1989年2月刊出，后并翻译成日文对外发表。三年学业间并于实验研究中在世界上首次发现精液中存在的与精子质量有正相关关系的LDH-X电泳新区带。研究论文《不育患者精液的乳酸脱氢酶同工酶新区带及其临床意义》1992年发表于《男性学杂志》，使南斯拉夫学者于实验研究中曾经人工重组合成出现的区带在自然条件下被证实存在。2002年在职南京中医药大学期间师从北京中医药大学国医大师王琦教授并获博士学位。

中医有数千年的历史，其中不乏有关男科的理论、临床记载，但独立成科、形成完整的学术体系还是在20世纪70年代初国外形成男科学之后。基于男科以病而论的体系，加之与国外发展基本同步的机遇，特别是经过中医人不懈努力，目前除手术治疗男科疾病非西医莫属外，在非手术疗法治疗男科疾病方面中医男科仍独具优势。尽管如此，20世纪90年代末期以来相继发明的西地那非、他达那非等药物的出现却也使中医男科遭遇了前所未有的挫折与挑战。随着新药物、新疗法的不断创新与发展，未来中医男科的处境也许将日益维艰。但从男科疾病的特点来思考，其大多数疾病是器质性与功能性并存、病理性与心理性同在。中医学有别于西医学的根本点还在于：中医学不只是医学问题，它经过数千年传统文化的浸濡，有哲学思维的指导，并有着符合世界医学潮流的自然药物与疗法。如果我们自身再努力些，将疾病研究得再深一些、再透一些，应对方法再多元化些，又何尝不能取得更好的临床疗效呢？这其实也是在下几十年来对男科临床的思考与作为，也是不断鞭策自己去不懈努力的动力。

　　男科专著汗牛充栋，洋洋洒洒百万言者不计其数。拙作不敢东施效颦，不求大，不求全，只立足于一点心得（故只谓"三得"而已），且仅收临床效果突出者罗列成篇。理论无论中西均以实用为集，不作堆砌，详于病症分析与临床应对，将数十年来男科临床的思考与做法和盘托出，呈现给同行及病患们（医者、患者、伴侣，亦另一"三得"之谓）。如无裨益，权且当能行抛砖引玉之实亦足能聊以自慰了。如斯成书则必定有草堂、鄙俗之感，敬希读者海涵并赐正！

翟亚春
2018 年 5 月

目　录

性功能障碍 一得

　　性功能障碍的定义和范畴较为复杂,理论阐述和临床医患的认识差距较大。简单地说,男性在近期性活动过程中较为频繁地未享受到性满足和/或与性伴间的性和谐出现障碍即可认为存在性功能障碍。略分一下大概包括性欲、勃起、高潮与和谐等环节。需要特别强调的是,本篇讨论不包括阴茎无任何勃起(包括随意或夜间、晨间自然状态下)的前提。诊疗前应了解患者有无高血压、糖尿病、脊柱外伤等相关性疾病。

 病患主诉

　　病患的主诉通常包括有:

　　1. 性欲低下。

　　2. 阴茎勃起欠佳。

　　(1) 更多的表述为选择性勃起欠佳。如面对不同的性伴勃起程度不同。

　　(2) 与性伴前戏时勃起尚可,欲交媾则呈萎软。

　　(3) 面对性伴欲交媾时勃起不如自慰或性联想时勃起为佳。

　　(4) 白天及临睡前勃起不如夜间或早晨勃起时佳。

　　3. 容纳阴道后容易萎软。

　　4. 阴茎勃起良好,但射精过快。或发生在阴茎尚未插入,或插入后不久("不久"通常界定为自己未满意或性伴未满意时)即出现射精。

　　5. 性交过程中不射精。

　　6. 欲再次性交(与既往相同于不应期后)时阴茎不能满意勃起。

　　7. 遗精:包括传统意义上的梦遗与滑精。

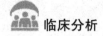 **临床分析**

1. 性欲低下

性欲低下多表现为无关时间及性伴条件下之缺乏性欲，无交媾欲望。

临床病患出现性欲低下通常有两种类型：一是由于疾病（如高血压、糖尿病、肿瘤、重病后、车祸外伤、丧偶等）导致性欲低下，可视为自身机能减退所致性欲低下。二是由于失恋、性交失败等自信心缺失导致的性欲低下。前者侧重体质因素，后者以心理因素为主。

2. 阴茎勃起欠佳

通常亦可分为两种情况：一是无论面对不同性伴，抑或无论平时与性交时阴茎勃起均欠佳，则多属体质问题。二是平时（晨勃或前戏时）阴茎勃起尚属正常，但欲交媾时却勃起不佳者，则多为（或伴有）心理问题。

3. 交媾进入后容易萎软

此类病患临床并不多见。主要是体质相对较弱，抑或是前戏过程时间过长、精力消耗较多，也会发生在插入后注意力分散、转移，或静置未有后续抽动动作所致。

4. 阴茎勃起良好，但射精过快

对于射精过快的认定常因人而异。最近的一项国外调查显示：数千对自认具备和谐性生活特征的夫妇，其性生活时间从阴茎插入到射精最短仅44秒，最长55分钟。因此，关于射精过快（早泄）的癥结应当在于性生活中主体双方有没有同时获得满足感（请参见附篇）。

5. 性交过程中不射精

性交不射精临床常见两种分类：一是从未体验过射精过程（包括自慰和遗精）。另一种情况是，非性交情况下有射精体验（如自慰或遗精）。前者原因相对比较复杂，而后者则多半是因为不同情况下所产生的射精阈值不同所致（请参见附篇）。

6. 欲再次性交时阴茎不能满意勃起

此类情况有两种原因：一是每次性交完成后，男性在性生理上通常都存在长短不一的不应期(指射精后阴茎在一定时间内不能再次获得勃起)。二是体质及性伴因素，男性不具备连续发生阴茎勃起的基础与足够刺激量。

7. 遗精

遗精多为生理性的。亦有继发于慢性前列腺炎等病理性者，更有病患误将阴茎勃起后尿道球腺或旁腺的液体外溢认定遗精者(请参见附篇)。

由于性功能障碍涵盖范畴较广，各病症间虽有联系，但彼此间特征迥异，临床对策与处理要点也各不相同。因此，本篇"性功能障碍一得"的正篇中仅将性欲低下、阴茎勃起欠佳、交媾进入后容易萎软、欲再次性交时阴茎不能满意勃起等合并为阳痿论述，而将早泄、遗精、不射精等病症等另立附篇别述。

 ## 阳痿

 临床对策

1. 须全面了解病症的全过程

患者主诉之阳痿虽有性欲、勃起、交媾等不同环节，但根本的癥结还在于不能满意地完成性交过程，或性交过程中性伴双方并非共同感到满意。因此，临床时一定要性伴双方同时到诊。如男性单独就诊往往所得的临床信息有误或不全，甚至我们常发现男性所认为的问题性伴并不认可其存在。全面而仔细地了解双方所描述的性交过程的异常之处：即从起欲、交互活动、阴茎勃起(有无勃起、程度)、能否插入、有无高潮等，不仅能使问题的关键被揭示，而且对于针对性治疗方案的制定及疗效的提高至关重要。

2. 药物治疗

（1）对西地那非、他达那非的应用建议

通常来门诊寻求中医、中西医结合治疗的患者一般都不太希望（起码在治疗之初）使用这类药物。无论是出于传统观念的束缚，抑或是出于心理（患者通常既感觉有勃起问题的客观存在又不甘承认自己有"阳痿"的事实）的制约。因此，治疗开始阶段建议不首先选择或配合使用此类药物。只有在以下综合治疗手段实施2～4周后仍无效果或虽有改善（有时阴茎勃起改善还很明显但就是无法完成最后的阴道容纳）时才考虑合并应用，但使用的剂量通常取治疗最小剂量（西地那非25 mg，或他达那非5 mg，性交前戏前1～2小时服）。

（2）基本方

柴　胡9 g	黄　芩12 g	炒白芍15 g	炒枳壳12 g
淫羊藿10 g	巴戟天12 g	钩　藤15～30 g（后下）	
羌　活4 g	陈　皮6 g	煅牡蛎15 g（先煎）	
生甘草5 g	生　姜三片	红　枣七枚	

每日1剂，煎分2次服，头煎于睡前1小时服，二煎次日晨服。可根据体质情况加减化裁运用。

☞ **立方思路：**

性功能障碍的患者通常存在两个方面的病理特征。一是肾虚，二是肝脏疏泄失调。肾虚以肾气（阳）亏虚、肾精不足为常见，肾阴虚相对较少（如有多表现为以早泄为主）。肾主生殖，作强之官，伎巧出焉。生殖包涵性事与生育两个方面。性功能的维持与运用是长久之计，而生育通常只是某个阶段的任务而已。作强，勃起便可以看做是作强的具体表现；伎（通"技"）巧更可以理解为性生活的技巧性能力。并非传统意义上的畏寒肢冷、腰膝酸软、记忆力减退、头晕耳鸣、阳痿早泄、夜尿频仍、齿脱发稀等症悉具才是肾虚。病已具，症缺如，肾虚的诊断依然是成立的。肝主疏泄体现在两个方面：一是信心不足，情绪不稳。或不行事时勃起如常，表现为典型的境遇性特征。二是肝主筋，筋脉张弛成萎，当勃不能，或为时短暂。方中以淫羊藿、巴戟天益肾助阳为基，鼓动肾气；四逆散与柴胡加龙骨牡蛎汤之意调肝理筋,舒畅情意。物丰产富之时,意欲频多自扰。故立方以调肝为重,益肾为次。抑或有贤者责疑一方治病之思与辨证论治特色相悖?殊不知,辨病胜于辨证,证仍疾病过程中某个节点的规律性揭示,而病之内部规定性与特征方为肯綮所系(容另书别论)。

(3)中成药

通常多选择含有温阳补肾、补益肾气、填精补髓等作用药物的中成药。一是温补类的传统补肾药确能提升性欲、诱导阴茎勃起(西地那非、他达那非类药物服用后亦有面赤、心跳加速等表现类温性特征)。二是此类患者多有心理因素的客观存在。三是随着互联网及知识的普及,患者获取药物基本信息的需求和方便度已今非昔比。因此,在药物治疗作用的同时,强大的心理暗示作用也是毋庸讳言的。

3. 指导性交全过程性伴间互动程序

要求自治疗之日起,性伴间每晚临睡时需互动 10 分钟以上。如依次接吻、拥抱、互相抚摸皮肤、耳廓、脸庞、胸前(乳房、乳头)等性感部位,继而直至女性阴蒂、男性阴茎(龟头、冠状沟)等。无论有无阴茎勃起都不要介意,如果有阴茎勃起且较治疗前有明显改善,必须切记不可交媾(如性伴未接受门诊咨询,则男性此时多有交媾要求,则容易再度失败,如此循环往复易致病情趋重且治疗难度增加。因此,女性应执行医嘱,委婉拒绝交媾要求)。如性伴配合不便或其他原因(如分居等),则可改作男性临睡前自我抚慰过程。要求男性在联想情况下,自行轻轻抚摸阴茎、龟头、冠状沟处,使其勃起(程度不限,有时只需有一定改善即可),勃起后停止刺激,切不可进入射精前或射精过程。待其萎软后再行一个勃起—萎软过程。无论是性伴间互动,抑或是男性的自我抚慰,过程结束后均要求将阴茎龟头指向鼻尖(解剖位)方向后就寝(建议穿紧身三角裤以协助固定)。此行为治疗过程在于舒缓男性性心理状态,唤起阴茎勃起,消除男性对阴茎勃起和稍有勃起后良好交媾效果的心理预期。将交媾过程分步骤,构件化前期康复准备,最后才完成交媾总成。

4. 观察与判断治疗效果

在治疗过程中,通常要求注意观察互动时阴茎的渐次表现及晨勃情况。

如随着治疗的继续,在互动时阴茎的勃起反应也随之进步(通常表现为互动中阴茎反应变得快速和敏感,勃起的维持时间亦较前延长,勃起后阴茎的硬度有所增强),特别是每周晨勃的次数及每次勃起的硬度有明显改善时则治疗进入下一阶段的阴道容纳、交媾阶段。

5. 阴道容纳与交媾阶段

这个阶段出现的迟早除与治疗效果有关外,通常取决于年龄、体质、心态等诸多因素,尤其与性伴的积极配合、主动热情与赏识宽容等有关。因为在正常交媾过程中,女性通常只要愿意就能完成交媾所需的女性基本条件。但男性通常就条件繁多,首先要具备性欲,其次要能应欲出现勃起,再则尚须阴茎处于相对坚硬状态才能完成插入及交媾过程。在这一过程中,女性的疼痛呻吟、不满、责怪,甚至催促等不良刺激的声音、肢体动作、表情等负面表现均可导致男性的注意力转移、性欲陡降,继则阴茎萎软而至交媾失败。

在互动阶段能出现阴茎勃起现象(可以不太坚硬),尤其是晨勃明显改善时就可进入此阶段。步骤是:① 要求性伴在互动后饮水 400~600 ml(其真实目的在于能在大约夜间 1:00~2:00 点使性伴能因尿意而自然醒来)。② 如厕小解回床后将阴茎轻轻掏出,用手轻柔抚摸龟头及冠状沟处 2~3 分钟,阴茎常会随之勃起并渐坚硬,与此同时也会诱发性伴的性欲、阴道出现滋液而便于阴茎容纳。③ 在阴茎勃起后醒来或被唤醒后,男性需保持仰卧睡姿,性伴采取女上位,以手夹持冠状沟处将龟头送入阴道口并顺势下压身体完成阴茎的完全插入。

此阶段需注意的是:① 整个互动及交媾程序在门诊时应对双方有详细交代及指导,避免不理解及不愉快的事件发生。② 性伴在下床如厕及阴道容纳前均不要弄醒(如开灯及唤醒)男性(即便男性较敏感已醒也不应受影响而终止预定程序)。③ 无论阴茎勃起状态如何,交媾能否完成,在过程结束后性伴一定要记得赞赏男性的进步。如能完成交媾(不管交媾时间长短、阴茎硬度强弱、出现高潮与否)一定要兴奋地表明前所未有的愉悦,明确表明是一次感觉非常好的交媾体验(即便是善意的谎言对男性的自信心提振和解除之前的顾虑都是非常重要的)。

6. 后续治疗及巩固阶段

（1）如治疗后阴茎勃起改善不明显，或虽有改善但不被患者认可，无法完成交媾时。应对处方及中成药加以调整（即便辨证正确也应用类药予以替代、以加强药效，中成药则尽可能选用有壮阳、补益、活血等作用的名贵药材，以动植物类药物构成者为先，如成分中含有鹿茸、海马、海狗肾、雄蚕蛾、全蝎、蜈蚣、黑蚂蚁、人参、虫草等），并可在性交日配合使用西地那非或他达那非（笔者多使用后者），仍按前述夜间女上位方式完成交媾。如此重复完成4～6次交媾后，可间隙使用安慰剂替代或停用西地那非或他达那非，直至完全不用。

（2）如治疗后大部分夜间女上位交媾能成功，通常每周1～2次，连续2个月后，可间隙改变交媾程序，按既往双方性生活习惯进行交媾，直至完全恢复正常性生活。

案例

赵某，45岁，2018年7月28日初诊：

因慢性前列腺炎及泌尿系结石在某田系医院治疗近一年，花费甚巨。刻下：体质虚弱，容易疲倦，性欲减退，勃起不佳，交媾不能。血查 T/PRL/LH/FSH/E_2 未见明显异常。

查体：左侧附睾头部结节，压痛（＋），前列腺左侧叶结节，按摩不畅。尿常规未见异常。前列腺液常规示：卵磷脂小体：＋＋/HP，白细胞：＋＋＋/HP。面色少华，神情抑郁，眼圈黧黑，舌淡苔薄，脉细尺弱。

处方：

生地黄 12 g	熟地黄 10 g	羌 活 5 g
炒枳壳 12 g	仙灵脾 10 g	巴戟天 12 g
山茱萸 15 g	川续断 15 g	鹿角霜 12 g（先煎）
浙贝母 12 g	玄 参 12 g	制香附 12 g
炙龟甲 15 g	川 芎 9 g	陈 皮 6 g
生甘草 5 g	7 剂	

天然型维生素E,100 mg,1日3次。胰激肽原酶肠溶片,120 U, 1日3次,空腹服。

予以夫妇双方方法指导。

2018年8月4日二诊:

上周交媾2次均遂。情绪大好,体质亦见好转,前列腺左侧叶结节按摩时痛感减轻,按摩渐畅。前列腺液常规示:卵磷脂小体:＋＋/HP,白细胞:＋＋＋/HP。

前方既效,效不更方,继服7剂。成药同前。

2018年8月11日三诊:

配偶月事来潮,未能交媾,但性欲时兴,不能压抑,夜寐不实。耻骨上不适感明显,小便余沥不爽,偶或灼热刺痛感。前列腺左侧叶结节压痛明显,前列腺液呈淡红色血性改变。前列腺液常规示:卵磷脂小体:＋＋/HP,白细胞:＋＋＋/HP,红细胞:＋＋/HP。

嘱多饮水,少性刺激,每周一次性生活。

处方:

生地黄12 g	熟地黄12 g	炒白芍12 g
赤 芍12 g	鱼腥草15 g	炒枳壳12 g
仙灵脾10 g	山茱萸15 g	川续断15 g
浙贝母12 g	玄 参12 g	制香附10 g
炙龟甲15 g	川 芎9 g	陈 皮6 g
生甘草5 g	7剂	

成药同前。盐酸莫西沙星,0.4 g,每日1次,口服6天。

2018年8月18日诊:

药后晨勃、交媾正常,耻骨上不适感、小便异常均消失。前列腺按摩通畅,左侧叶结节不显。前列腺液常规示:卵磷脂小体:＋＋＋/HP,白细胞:＋/HP。

中药处方同上,7剂

体会:

1. 该患者始因泌尿系结石就诊。碎石治疗后被告知有慢性前列腺炎及肾虚问题。服用中药补品(未详)及经尿道物理治疗后,花费颇巨而未果,反觉体质渐虚,疲倦乏力,性欲低下,晨勃消失。

2. 慢性前列腺炎经尿道物理治疗并无确切疗效,而且收费高昂。加之网上对慢性前列腺炎夸大其词的描述,极易引起患者对性功能及生育能力的担忧。临床中,慢性前列腺炎患者在"专科""专病"医院治疗后不见疗效反而出现"阳痿""早泄"等性功能障碍者屡见不鲜。心理健康受损是一大必然。

3. 该患者慢性前列腺炎属于轻症范畴。实施前列腺按摩治疗后,可解决局部腺叶分泌不畅、淤阻、腺管不通等问题。加之有正常性生活后,前列腺炎复发的可能性将很小。

4. 经过心理疏导、性生活模式辅导,并成功一两次性生活后,患者的心理状况得到极大的改善。

5. 该患者的治疗主要有三个方面需要顾及:一是体质因素,因此需要适量的补肾类药物(患者自行上网检视后也会得到心理上的宽慰);二是慢性前列腺炎,合入消瘰丸化裁即可;三是夫妻间的配合问题,这也是性功能障碍治疗的核心问题。夫妻同诊,配偶主动引导,事后多加赏识尤为重要。

附:早泄

早泄通常有几种表现:① 在阴茎勃起后尚未交媾即行射精。② 刚插入不久即行射精。③ 也有认为交媾双方尤其是性伴未达到高潮时即行射精。④ 有的数据化表述为:交媾短于 2 分钟,或阴道内阴茎抽动少于 10～30 次。前两种情况说法无争议。但后两种情况则比较复杂,需具体情况具体分析并进行对策处理。

9

临床分析

临床上医患比较认可的定义是:阴道容纳前或刚插入即射精,或性交过程中,交媾双方性交满意度(也可认定为出现高潮)低于 30%～50%时才考虑早泄并需要接受临床医生的指导与治疗。而在早泄表现形式上大概可分为三类:一是从有性生活开始每次均表现为早泄。二是最近一段时间才出现早泄问题。三是不同的性伴交媾时射精状况不一。换句话说就是早泄也是境遇性的,有的交媾正常,有的却表现为早泄。第一类情况通常是习惯性问题,从性生活伊始就未能建立正确的交媾程序。第二类情况通常是因性交习惯或"标的"(主要是性伴对性交质量要求的提升)改变或伴有慢性前列腺炎等引起了射精阈值的改变。而第三类情况多半为心理因素性的。

1. 射精机理分析

射精犹如一个开关点。在交媾过程中,当男性的精液量、性兴奋程度、阴茎与阴道摩擦力度等综合达到一定程度时就会触及这个开关点而出现射精。这个开关点可以视作一个阈值点位。因此,每个人的阈值都可能有所差异。

2. 阈值的构成分析

关于射精阈值的思考缘于 20 多年前指导研究生临床诊疗遗精、早泄带教时。认为射精阈值的构成基于三个方面。一是有形的精液量。二是无形的性刺激存量。三是交媾(或遗精)时临时出现的刺激动量。

(1) 精液量:如较长时间未有交媾或排精,则精液量相对较多,一经刺激便容易达到射精阈值而产生射精。

(2) 无论是嗅觉、视觉、听觉、触觉,以及联想所致性刺激频仍、积累的量较多,即便当下未触及射精阈值而射精,也会在精液量、刺激动量增加时叠加达到射精阈值而产生射精(典型的临床案例就是:年轻人如白天性刺激较频后易诱发夜间遗精,所谓日有所思,夜有所梦而遗)。

(3) 在精液量、性刺激存量的基础上,性交前戏产生的刺激动量,抑或是夜间的膀胱充盈、关联梦境、局部刺激(如勃起时龟头与内裤摩擦)等刺激动量叠加后便能启动射精。

(4) 在交媾过程中,男性不了解女性不同的性反应周期特点,没有等待女性缓慢的性启动过程,而于性伴高潮出现前出现射精。

(5)在慢性前列腺炎等疾病时生殖器官局部充血、肿胀、炎性渗出等增加了刺激存量(异常信息量),导致叠加后在交媾时出现射精过快。

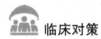 **临床对策**

1. 性知识普及

男女双方的性反应周期是不一样的,俗话说:男性来得快去得快,女性来得慢去得慢。在性生活过程中,男性容易主动、冲动,性欲很快出现并持续增强,勃起亦快,要求交媾的愿望比较迫切。在这种情况下,如果阴道尚未准备好(性刺激所产生的液体不多),或阴茎阴道容纳后提插过深、频率过快就很容易达到射精阈值而出现射精。因此,有的男性甚至尚不能进入阴道就出现射精是可以理解的。而女性通常比较被动,在性生活中启动较慢,对性刺激的反应也不如男性迅速与强烈,非排卵期阴道相对干涩或液体分泌较少也会使阴茎在阴道内运动摩擦力增大而很快出现射精。然而,问题的癥结还在于,男性在出现射精时便达到高潮(或表述为出现高潮时便射精),阴茎随即出现萎软并存在一定时间内不能再次勃起(不应期)的生理现象。而女性却可能因为男性阴茎的抽动频率和力度的加大、精液射入阴道后所含化学物质的刺激等因素才开始诱发或增强性兴奋,迫切需要阴茎后续强有力的抽动刺激来维持不断涌现的性高潮(与男性峰值性性高潮迥然不同的是,女性的性高潮呈现平台状反复出现的特征,并因人而异可持续30分钟或更久),但此时萎软的阴茎在短时间内已不能再度勃起。因此,男性性高潮出现快且短暂与女性性高潮出现迟缓且维持时间长是早泄最根本的原因所在。让交媾双方认识到这种生理性差异的存在,在医生的指导及治疗下,共同应对和调整这种"时间差"便成为解决早泄问题的关键。

2. 药物治疗

基本方:

| 柴 胡9g | 黄 芩12g | 生白芍15g |
| 生地黄12g | 钩 藤15～30g(后下) | 女贞子15g |

| 旱莲草 10 g | 山茱萸 15 g | 炙龟板 15 g(先煎) |
| 覆盆子 12 g | 煅牡蛎 15 g(先煎) | 生甘草 5 g |

每日1剂,煎分2次服,头煎于睡前1小时服,二煎次日晨服。可根据体质情况加减化裁运用。伴有慢性前列腺炎等疾病者参照相关治疗。

☞ **立方思路:**

早泄患者虽亦多表现为肝肾为患。但总体有趋热、趋动特点。阴虚是其主线。肝非郁结,而是表现为躁动、不稳势态,性欲通常偏强,与性伴接触、抚摸,甚至是意念乍起便欲交媾,但交与不交,阴茎勃起都不能维持较长时间。不交则易反复勃起,交则易泄。常表现为焦虑、情绪激动、口干、齿衄、便秘、易汗,舌边尖红苔薄,脉细弦数等。因此,立方之本在于:通过滋阴液降虚热,稳肝态固肾精,达到抑制激动情绪,延缓动作幅度,提高阈值耐受的效果。

对于使用局部麻醉药物涂敷,以及使用抗忧郁类药物内服治疗本病在下无经验提供,更莫谈背神经阻滞手术治疗。

3. 射精模式的调整与建立

早泄除体质问题及伴有病症治疗外,交媾模式和阈值调整与控制便是解决问题的关键所在。针对不同的病症对象有两种应对设计。

(1) 自慰模式

适用于性伴非同居状态(如分居等)。要求患者于洗澡(独处环境且少受外界干扰)时,每周有1~2次自慰。程序如下:在充分沐浴、身体温暖(天凉时尤为重要)后,以沐浴液或中性肥皂反复润滑手掌,以四指与拇指握成稍松之环状,将阴茎容纳其中,模拟阴道环境从阴茎头部到根部缓慢来回滑动,使阴茎逐渐勃起。在联想中加快来回滑动频率与握持力度,使阴茎处于持续勃起状态。当似乎有射精前征兆时即刻停止滑动并松开"手环",同时转移注意力,使阴茎渐次萎软。待阴茎完全萎软后再行第二次重复操作。在第三次操作再度出现射精感觉时加速滑动刺激以完成射精过程。如过程控制不佳致中途出现射精亦不必自责和焦虑,只为下次操作提供借鉴便可。如是训练数周后(因人而异)会自觉射精过程较治疗前明显可控且信心倍增。

（2）交媾模式

适用于同居并能维持交媾者。对于正常同居之性伴治疗则采用前述后半夜(副交感神经兴奋时射精阈值相对容易调控)女上位模式。一是要求在阴茎抚摸前套置两只避孕套以降低阴茎在阴道内提插运动时的刺激敏感度。二是要求女性在上位做体位上下运动时要尽量保持阴茎在阴道内的平行滑动轨迹且不使阴茎插入过深(如有扭动或插入过深易增加龟头、冠状沟等部的刺激量而触发射精阈值诱发射精)。男性则尽量转移注意力,不做主动性阴茎逢迎动作。即便是交媾过程未达到满意时长也会因女性的主动性动作而使其获得较为明显改善的愉悦体验。如性伴不适应女上位姿势,则可采取男上位(仍须套置两只避孕套)模式,但阴道容纳后须注意:① 保持阴茎在阴道内平行的运动轨迹。② 不要插入太深。③ 提插幅度不要过大。④ 提插频率不要过快。⑤ 当有欲射精感觉前兆时即刻抽出阴茎,转移注意力(替之以拥抱、接吻等),待欲射精感觉飘移消失后才再次插入。如此重复2～3次加速阴茎的提插幅度和频率,并可要求性伴做逢迎动作以期同步获得性高潮体验而射精。如改善不明显,早泄仍不易控制者,可在第一次交媾后隔半小时至1小时左右(稍事休息并避过不应期)再如前法交媾一次。通常第二次的交媾时间和满意程度也会大幅提高。关键还在于:第二次相对成功的交媾模式会完全覆盖前次的交媾模式且得以记忆保留,并对下次交媾模式的重复再现有非常正面的影响。交媾结束后,性伴一定要记得赞赏男性的努力和成功。此举不仅能消除男性的恐惧、焦虑、缺乏自信等不良情绪,并会对下次交媾正常有非常好的信心和期许。

4. 其他疾病治疗

早泄最常见的伴有疾病是慢性前列腺炎,将在下篇论述。

 遗精

遗精从临床角度分析很少属于疾病范畴者。通常是成熟男性在无性生活、无自慰时发生的周期性(精满则自泄)正常生理现象。也与有关色情的嗅觉、视觉、触觉、听觉集中刺激诱导有关。无性生活、无自慰的患者在罹患慢性前列腺炎时更易发生遗精现象，在慢性前列腺炎治愈并有正常性生活及自慰后可获得消除。

 分析与对策

遗精亦称梦遗，是指多在夜间伴有色情特征梦境时发生遗精现象。从前述射精阈值理论角度不难理解。一是精液积久，满而未排；二是夜间膀胱充盈增加了局部刺激信息存量；三是色情类梦境导致局部瞬间明显充血，陡增刺激动量而达到射精阈值出现遗精（射精）。至于滑精，根据近四十年来此类患者的观察与分析。通常是在出现遗精时被惊醒，下意识地停止射精的想法和动作（捏住阴茎不让射精），接下来会隔日或在近期内数次以如此方式遗精，通常只是最后一次是遗精完毕后方醒且遗精的量最大。亦有因长期精液未泄，运动、疲劳或长期睡眠不足后，在熟睡时出现。既往理论认为连续多次的梦遗为轻，而最后一次无梦而遗谓之滑精为重，更会被视为深及肾亏了。其实，这种间断且连续性的遗（滑）精过程只是一次完整的射精过程罢了，只是前几次被迫中断，最后一次方彻底排泄完成。如此，即便再有刺激动量的叠加，因基础精液量、刺激存量的清空，亦不会近期再次出现遗（滑）精现象。这与临床中患者主诉在一次连续遗（滑）精后通常间隔较长时间均不会出现遗（滑）精现象的特征是完全吻合的。让患者理解这种现象并嘱其建立与性生理相匹配的性生活及自慰模式后不仅能解除心理负担，而且可以不药而愈。诚然，如有射精阈值异常、心理、体质平衡失调的患者还应辅以性知识普及、心理疏导和药物治疗（可参见早泄篇）。

 # 不射精

不射精是指在性交过程中没有射精动作的出现。不射精有原发性不射精与继发性不射精之别。前者是指从无射精体验（包括遗精），而后者既往有射精体验，而由于各种原因近期出现不射精。

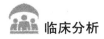 临床分析

1. 常见类型

不射精的临床实际情况还是比较复杂的:① 最为常见者表现为在交媾过程中,阴茎坚挺,亦能持续、快速阴道内提插运动,但就是缺乏高潮体验,不能射精。② 在交媾过程中阴茎很快萎软,不能持续坚挺、维持提插运动以出现高潮,亦无射精。③ 面对不同的性伴,出现射精与不射精的境遇差异。④ 自慰时能射精,交媾时不能射精。亦有患者将交媾中有射精动作但未见精液从尿道口射出的逆行射精误认为是不射精者。

2. 不射精机理分析

(1) 原发性不射精

简单而言就是指射精反射尚未建立,犹如俗话所说"精窍未开"。多数患者是缺乏相关性常识,不知道如何交媾或自慰以获得射精体验。但疾病(如内分泌异常、胸腰椎及腹膜后淋巴清扫手术等)、外伤(如脊髓损伤)、酗酒、吸毒等亦会导致射精障碍。

(2) 继发性不射精

除了前述的疾病、外伤、酗酒、吸毒等因素而出现自慰或交媾不若之前能射精外,其他患者主要还是射精阈值的问题。自慰时有射精,而正常交媾时却射精不能。主要基于两点:一是自慰时属于自我场景,或视频背景等状态,整个过程完全自控,精力比较集中,几乎没有外界干扰,从唤起性欲、勃起、诱发高潮,直至完成射精基本过程完整、顺畅。二是手掌或辅助器物等与阴茎的摩擦感受,相对于柔软且滑润的阴道壁而言能获得强大摩擦力。因此,自慰时通常能获得比正常交媾时更易达到射精阈值的刺激量而触发射精。至于境遇性不射精的阈值问题,其区别则可能在于:男性对不同性伴的兴奋性差异;性伴的配合(阴道环境与情绪)程度不同(阴道干涩与润滑;情境的主动与被动;赞赏与敷衍甚至于厌恶等)等所致交媾过程中所达到的阈值高度不同所致。

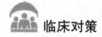 **临床对策**

1. 射精反射建立

对于原发性不射精者,首先须了解阴茎勃起能力状况。如有性欲低下、阴茎勃起障碍者先行参照前述阳痿治疗以获得基础性功能改善。其次,建议患者通过科普途径了解射精的过程和要点,从自慰来获得射精体验。必要时须咨询专科医生寻求指导。

2. 调整射精阈值

不射精与早泄不同的处理原则是:早泄患者需在交媾时尽量减少并和缓刺激以减轻到达射精阈值的刺激量;而不射精则是反其道而行之,要求交媾双方均需努力调整交媾方式以期提高性兴奋,尽快达到射精阈值所需的刺激量。有自慰射精而交媾不射精者,原则上要在自慰时尽可能逐步通过减轻刺激量的措施便能达到射精阈值。具体做法是:通过使用润滑液、对阴茎握持不要过紧、自慰频率不要过快等来减少对阴茎的摩擦力。同时并须通过提高注意力、情景联想等途径促进刺激、诱发高潮以期达到射精阈值。而在交媾时则需交媾双方主动性配合来完成。一是通过性伴的表情、语言、肢体动作等的主动逢迎使男性放松、诱发激情;二是增加阴茎阴道内的摩擦力而增加刺激动量,提高男性在交媾过程中的刺激感受、尽可能快地达到射精阈值而促发射精。

3. 交媾过程节点控制训练

(1) 交媾前要有充分的前戏,使交媾双方能相向而行。

(2) 阴道容纳后的开始阶段阴茎提插不宜过深过快,须将精力仍集中在爱抚与调动性伴激情之中。

(3) 在随后的阴茎提插运动中,可间断以纸巾、绢帕拭去阴茎所沾附的阴道滋液,亦可以纸巾抑附于阴道口片刻以期吸附部分阴道滋液以提高阴茎运动时的摩擦力。

(4) 在双方似有高潮出现(性伴的高潮暗示对男性有十分重要的诱发高

潮作用)时,要求性伴将阴道收缩似"握持"状以裹席阴茎并改变体位使阴茎被动做阴道内非平行运动以增加与阴道壁的摩擦力。男性同时加深阴茎的提插幅度与提插速率,并须主动将阴茎与阴道形成一定夹角做非平行运动以增加在阴道内的摩擦力。在男性加大阴茎提插幅度和运动频率、阴道形成"握持"状态时,性伴还可通过扭动臀部、运动骨盆等动作以形成对阴茎深插动作时的"迎逢"来增大局部摩擦力而达致射精阈值,触发射精。如此训练,通常能在交媾中达到射精阈值而诱发射精。如经过一段时间训练尚未能达到射精目的,可在自认接近高潮时将阴茎抽出,辅以自慰,待似有射精感觉前将阴茎迅速插入阴道,再如前述方式加速动作以达致阴道内射精。

4. 药物治疗

基本方:

柴　胡 9 g	桂　枝 6 g	炒白芍 12 g
羌　活 5 g	淫羊藿 10 g	蛇床子 10 g
炙麻黄 3～5 g	炒枳壳 12 g	川　芎 9 g
川牛膝 12 g	生甘草 5 g	

每日 1 剂,煎分 2 次服,临睡前服头煎,二煎次日晨服。可随证加减。

☞ **立方思路:**

　　阳主动,阴主静。不射精者,静有余而动不足。故当益阳为主。然射与不射,则属枢机之司失职。肝主疏泄,故立方益阳俟肾气渐盛,调肝冀枢机灵活。方中淫羊藿、蛇床子、羌活益肾助阳;柴胡、桂枝、白芍、枳壳疏利少阳之机;川芎、川牛膝活血通窍;炙麻黄、羌活则专行督脉之阳,助开窍之力;甘草调和诸药。合方共施益肾温阳,疏利机关,开通精窍之功。

前列腺精囊疾病二得

前列腺精囊疾病是男性独有病症。前列腺炎好发于年轻人,前列腺增生好发于中老年人,精囊炎则是这两个年龄段兼而有之的疾病,但以年轻人居多。

前列腺炎分为急性前列腺炎和慢性前列腺炎两类。前者发病急、变化快,西医治疗效果确切、有效,疗程短,惟临床发生率大概不超过5%。中医相对缺乏优势,故从略。慢性前列腺炎约占男科或泌尿外科门诊的25%或更多,其中又以非细菌性前列腺炎为主(约占95%)。病情、病势虽不为重,但因临床缺乏疗效、病症变化多端,且同时伴有或容易引起患者的心理损害。尤其是坊间漫言之慢性前列腺炎、性功能障碍、不育间的诡异三角关系,给医患造就了男科临床的焦点和难点。但中医内外兼治有着明显的临床优势。

前列腺增生是中老年男性的必然,能否形成临床病症则常因增生部位及程度不同而异。中医治疗虽无明显优势,但在养护及随症应对上经验独特。

精囊炎以射出血性精液为临床特征,常与前列腺炎相伴,肿瘤及解剖结构异常所致者鲜见。

慢性前列腺炎患者并常伴有慢性附睾炎症(结节)存在,临床中常忽视两者的联系,常因顾此失彼被漏诊。

有鉴于此,本篇以慢性前列腺炎为主要诊疗对象,而将前列腺增生、精囊炎、附睾炎列于附篇加以论述。

慢性前列腺炎

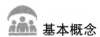 **基本概念**

1. 解剖与功能

（1）位置

前列腺位于膀胱颈的下方、包绕着膀胱与尿道的结合部位,也可简略地理解为耻骨后、会阴上方。

（2）形态大小

前列腺呈前后稍扁的倒栗子形态,上宽下尖。腺体上端横径约 4 cm,垂直径约为 3 cm,前后径约为 2 cm。重 20 g 左右。

（3）结构与功能

前列腺的实质由 30～50 个复管泡状腺组成,共有15～30 条导管开口于尿道精阜两侧。前列腺又是独特的具有内外分泌功能的性分泌腺,是男性最大的附性腺器官。作为外分泌腺,每天分泌约 2 ml 的前列腺液,占精液的三分之一左右。作为内分泌腺而分泌的激素称为前列腺素。

（4）与周围器官关系

尿道从腺底近前缘穿入,由前列腺尖穿出。在前列腺后面正中线有一条纵行的浅沟(前列腺沟,内为尿道穿行)可从肛门指检触及。前列腺底与膀胱颈、精囊腺和输精管壶腹相邻。有一对射精管从外上向内中穿入前列腺,开口于精阜。

（5）前列腺的神经支配

前列腺不仅是一个激素依赖性器官,同时它及其包膜布满大量的神经网和神经末梢。交感神经(T11～L2 节段)通过髂腹下神经传递,副交感神经通过骶神经(S2～S4)传递。这些神经联合成盆神经丛不仅支配着前列腺,并分成细小分支支配精囊腺、肛提肌以及阴茎海绵体。支配前列腺的交感神经兴奋使前列腺、精囊及射精管平滑肌收缩,促使精液射出。同时交感神经使尿道内括约肌和前列腺括约肌收缩且抑制逼尿肌收缩,膀胱颈部及前列腺尿道闭合,从而阻止尿液排出且防止射精时精液逆流。支配前列腺的副交感神经主要刺激前列腺腺泡分泌前列腺液成为精液的组成部分。副交感神经兴奋时,逼尿肌收缩,尿道括约肌和前列腺括约肌舒张,促进排尿。基于以上神经学基础,慢性前列腺炎可以出现尿道、尿液、射精、精液、勃起以及与神经支配相关的睾丸、附睾、精索、耻骨上区、腹股沟区、两侧少腹区、腰骶部、会阴部等区域的疼痛、酸胀、不适等多样性、复杂性的变化就不难理解了。

2. 分类

目前慢性前列腺炎根据有无病原体感染而分为慢性细菌性前列腺炎和慢性非细菌性前列腺炎两类。病原体包括细菌、支原体、衣原体和病毒等。因此,疾病名称与临床实际已不相符,若改称为"慢性感染(病原)性前列腺炎"和"慢性非感染(病原)性前列腺炎"可能更妥。临床中慢性感染性前列腺炎大约只占5%,更常见的为慢性非感染性前列腺炎。

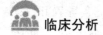 **临床分析**

1. 临床表现

慢性前列腺炎的临床表现通常可分为三类。

（1）排尿方面

尿频、余沥不爽、尿末滴白等最为常见。

（2）不适感

主诉不一,耻骨上、睾丸、腹股沟区、会阴部、腰骶部、阴茎头部、大腿内侧等均可出现隐痛、酸胀、坠胀不适等。其特点多为久坐、受冷后加重,运动、热水沐浴或排精后减轻。

（3）其他表现

病程较长或疾病相关信息采集量多的患者更常有性欲减退、交媾时阴茎萎软、射精无力、记忆力减退、睡眠不佳、梦遗等主诉。

以上主诉均可从前列腺的解剖生理学、神经学等基础理论中找到答案,但值得注意并应引起重视的是:这些症状的轻重程度和出现频率往往与患者情绪以及影响之诸因素(包括天气等)密切相关。

2．病因分析

从慢性前列腺炎起始、发生、发展过程权重排序可分为以下几个方面：

（1）不良性刺激（习惯）

在爱抚、自慰、视频，甚至是交媾等性刺激过程中，未能按序达到高潮并完成射精是最为常见的起始因素。无论是年轻患者还是中老年（通常缺乏性伴的良好配合）患者在诊疗过程中均可询及有关因素的存在。有研究表明：其一，前列腺在正常（完整）性事活动后充血能迅速得以消退，而未完整之性事活动（指充分勃起后并未完成射精过程）后前列腺将会在很长时间内保持充血状态而消退缓慢。其二，射精时无论是出于寻求刺激，还是其他原因阻止射精（握紧阴茎不让精液射出，或加压寻求快感）均可使射精管压力陡增、腺泡和射精口受损（如射精管口括约、闭合及防止尿液逆流性能等受损易发生尿液逆流诱发慢性前列腺炎），患者常诉述在不良性刺激及性事活动后感觉明显加重，甚者出现血精。

（2）饮水少、受凉

在前述因素导致前列腺局部受损、屏障功能减退等病理变化的前提下，饮水少可致尿液浓缩，在尿液通过尿道前列腺段或逆流进入前列腺时会叠加前列腺化学损伤、产生或加重炎症反应。受凉（尤其是下肢、会阴、小腹部）时前列腺随外阴、小（少）腹收缩影响等致使腺内压升高、刺激神经末梢而加重病理损害和临床症状。

（3）其他因素

久坐、骑车、禁欲（是指有勃起及交媾欲望而刻意禁止）等均可诱发或加重慢性前列腺炎。

（4）感染因素

尿道炎、肛窦（隐窝）炎等感染性疾病治疗不及时、不彻底亦有可能引起慢性感染性前列腺炎。而血行感染所致慢性感染性前列腺炎临床则比较少见。

前列腺炎的病理改变在前列腺！ 这看似是一个无聊或者说滑稽的说法。但从目前临床所使用的一些诊断建议及量表来看，我们恰恰忽略的就是这一点。在收集临床证据方面将注意力多关注在患者主观的症状描述方面。而慢性前列腺炎患者非常显著的情绪管理问题并不能为医生提供客观、真实的临床症状（积分）证据。临床上，被普遍忽视的前列腺独特构造所致从腺泡到射精管的病理变化才是慢性前列腺炎的癥结所在。前列腺的逆生理活动状态及尿液逆流刺激应该是慢性前列腺炎形成的重要机理。而其他因素只是加重和诱发慢性前列腺炎的原因，并非其发病的病因病理。

3. 病理特征

在临床诊治慢性前列腺炎过程中，有两方面的病理改变应引起充分重视。

（1）局部病理改变

慢性前列腺炎的病理改变通常表现为腺泡的肿胀、郁滞，管腔的瘀堵、纤维化，综合表现为局灶性郁滞、变韧，甚至钙化、形成硬节。在前列腺按摩时能体会到不同区域的形态、质地的变化以及按摩阻力的差异。此外，在慢性前列腺炎的病变过程中，常见左侧附睾会被同侧前列腺侧叶的病理变化所累及（余常对患者戏称之为"堰塞湖"效应），表现为左侧附睾头部或附睾睾丸间沟结节，后者常小至 $2\sim3$ mm，不易被察觉，但轻触时疼痛十分明显。

（2）患者心理状态改变

慢性前列腺炎患者存在明显的心理失衡状态已是医患双方的共识。析其原因：① 媒体过度宣传，无论出于何种目的，媒体的过度、不客观、不全面、非实事求是的宣传给患者造成非常大的压力和恐惧。② 部分医疗机构及从业人员夸大危害、高收费、乏效的侵入性治疗等。③ 患者自我心理素质不佳，轻信媒体及不良医疗机构及从业人员的宣传，对可能出现的性功能及生育能力的过分、不必要的担忧。④ 普遍缺乏有效的治疗效果。

 临床对策

1. 诊断步骤

（1）体检

先检查睾丸、附睾（尤其需注意头部及附睾与睾丸间沟结节、触痛程度)、精索、阴茎等部位。其次才应进行肛门直肠指诊。对于疑似慢性前列腺炎患者,肛门直肠指诊是十分重要的,对诊断及疗效判定有肯定意义。在前列腺指诊中,不仅可以了解前列腺的大小、质地、中央沟状况,特别是对比两侧叶、射精管区的平塌、饱满状态,以及局灶性结节、质地变韧、变硬等管泡腺的病理改变,尤其是体会按摩前列腺时的阻力感(切忌暴力)、通畅程度等对了解慢性前列腺炎的病程、病变程度,以及治疗预后等都有着非常重要的意义。在前列腺按摩收集前列腺液时第一滴用作常规检查,其次(注意不要触及尿道口以防污染)才用于病原体培养等用途。

(2)临床检验项目

同日顺序做:小便常规(中段尿)、前列腺液常规、前列腺液[细菌、解脲脲原体(UU)、衣原体(CT)]培养。

(3)超声检查

必要时做睾丸、附睾、精索、前列腺、精囊、膀胱等超声检查。以排除睾丸坠胀不适感是否出于睾丸、附睾和精索病变的可能;小便常规检查如出现异常(特别是血尿)要排除泌尿系结石等病变的可能;前列腺液血性改变要考虑是否同时存在精囊炎的可能。

2. 药物治疗

(1)抗生素使用

① 前列腺肛门指检并按摩中,前列腺局灶性炎性结节、纤维化等炎症明显者。② 前列腺液常规示白细胞明显增多者。③ 后续前列腺液培养示细菌、UU、CT 阳性者。④ 尿常规示白细胞明显增多者。可凭临床经验,特别是后续的药敏报告选用抗生素治疗。如无培养阳性者,通常在初始按摩时同步治疗 1 周即可。在临床中习惯以喹诺酮类、大环内酯类抗生素为首选。

(2)基本方

柴　胡 9 g	黄　芩 12 g	浙贝母 12 g
玄　参 12 g	生牡蛎 15 g(先煎)	制香附 12 g
乌　药 5 g	石菖蒲 3 g	炒枳壳 12 g
炒白芍 15 g	生甘草 5 g	

可随症加减化裁。

☞ 立方思路：

慢性前列腺炎的病理基础是局灶性瘀滞、质地变韧、结节所致的管泡腺分泌不畅、淤堵，甚至纤维化、钙化、炎性瘢痕的形成。辨证属于中医的痰瘀互结、癥瘕特征。拟方以消瘰丸加味而成。方中消瘰丸软坚散结；柴胡、黄芩、香附、乌药舒筋理气，气行则痰瘀自行；石菖蒲开窍豁痰兼行使引；枳壳、白芍、甘草疏缓挛急，并能同走气血。组方偏温乃得临床病症遇寒加重之示，少掺苦寒一则出于佐意，二则也能略泄相火以杜淫思之烬。

（3）其他药物

对于中老年慢性前列腺炎患者伴有夜尿频仍、等待、尿流变细、中断等前列腺增生病变，可加服 α1-受体阻滞剂治疗。如盐酸坦索罗辛（哈乐），0.2 mg，每晚一次。注意首服三五日内，于临卧时方服，服后一小时内尽量不再起床，以防体位性低血压导致跌仆。如需加服中成药，以温性、略兼补肾者为上。

3. 前列腺按摩治疗

前列腺按摩治疗是慢性前列腺炎除病原体感染对应的抗生素治疗外最重要的治疗手段与方法，可谓治本之作。通过定期前列腺按摩治疗，不仅能将郁滞、淤阻的炎性物质排出体外，而且，对于重建管道系统功能、软化变性了的局部前列腺腺体、恢复分泌功能等至关重要。按摩要求分别从两侧、自外上而内下，最后沿中央沟走向由上而下顺序进行。前列腺按摩应轻柔、有力地进行。轻柔要求按摩手指指腹侧缘在腺体上以面的接触滚动（压强最小），尽量减轻点状接触；有力则要求郁滞、淤阻部位要能按摩后渐次疏通。前列腺肛门指检及按摩是男科医生的基本功，非一蹴而就能成。要勤于实践，积累经验，善于总结，不断提高。切忌盲目蛮力实施，否则不仅不能起到应有的治疗作用，反而会造成对前列腺的二次伤害。一般要求每周按摩一次，其间嘱患者有一两次完整的性事过程，以尽量维持按摩后的前列腺腺管的通畅状态。

4. 心理疏导

慢性前列腺炎患者，尤其是未婚的年轻患者或多或少地存在心理问题。

即使是心理素质较好的患者，如治疗过程坎坷、媒体反复的不良刺激（即便是媒体公正的报道，患者在接受时也会注重并加深负面的印象而致心理问题加重），会使患者不仅整天困惑于频现的慢性前列腺炎症状（显著的特征是：起初症状并不完整，随着病程的迁延，会相继出现媒体所宣传的教科书式完整的临床表现），而且可能出现焦虑、抑郁、失眠等心理问题。有不少患者同时感受到或认为因病而体质、记忆力、性能力等明显下降，极少数患者可能演变为精神问题。这是慢性前列腺炎临床治疗中最为棘手的问题，且与病程呈正相关关系。曾有医者为了引起患者足够重视或"稳住"患者坚持治疗，在治疗之初将慢性前列腺炎可能出现的"严重"后果（如阳痿、早泄、不育、离异、家庭破裂等）向患者昭示，结果适得其反，治疗（当然也只是辨证治疗）效果不但没有体现，反而最终将患者送去了精神病院。因此，在治疗中，一定要十分重视患者的心理疏导治疗：① 尽快取得治疗效果。这是硬道理，比什么说教都有用。② 普及性知识，正确理解自慰的必要性和不洁性途径可能出现的二次伤害。③ 详细解释慢性前列腺炎的成因、本质及可能出现的临床变化。使患者对疾病有正确认识并树立治疗信心。④ 培养和建立患者良好的生活起居习惯，用运动和睡眠替代冥想和焦虑。⑤ 发动性伴、女友、家人的积极性，引导和监督患者治疗期间的作息安排。不使其独处或上网寻求解惑。安排周末家庭聚会、旅游、看电影等活动，以期减少患者对慢性前列腺炎及临床不适的关注度，提高耐受阈值。

5. 其他方面

（1）多饮水
要求每天饮水 1.5～2 L，有禁忌证的病患除外。
（2）不受凉
即使是夏日，开车及居家亦要少吹空调及风扇。尤其注意保护下肢及小腹部不受凉（冬日骑电动车、摩托车者尤须注意）。
（3）不久坐
一般坐姿工作，尤其是电脑操作等不宜连续超过 1 小时。如按要求饮水则经常如厕即可被动达到此目的。
（4）保持规律性事
每周 1～2 次性生活或自慰，保持前列腺腺管按摩后的通畅状态。

（5）放松情绪，适当游泳、快走等运动；每晚 23：00 前就寝并保证 7～8 小时充足睡眠。

（6）平时有少量饮酒及吃辣习惯者保持原有正常饮食生活习惯无妨。

（7）驾驶工作者在保证饮水的同时，每驾车 1～2 小时后停车休息 15 分钟以上。

 疗效判断

经以上综合治疗 1～2 周后便能收到明显疗效，一般需治疗 6～8 周完成整个治疗过程。少数患者（前列腺局部区域硬结、按摩不通或不畅）则需时稍长。可从以下几个方面加以判断：

1. 前列腺病理变化

经过前列腺按摩及药物治疗后，前列腺腺体自身出现显著改变。如：结节消失、质地由韧变软化、局灶性郁滞感消失或在轻轻按摩后即刻消失，前列腺按摩时的不适感显著减轻等。总之，医者能感知前列腺局灶性病理改变有明显改善或消失。患者亦能明显体会到治疗开始时前列腺按摩时的痛楚得到显著改善或完全消失。

2. 症状明显改善

患者就诊时的临床症状显著改善或消失。

3. 前列腺液常规检查

正常或明显改善。

4. 患者心理状态

大部分慢性前列腺炎患者常伴有不同程度的心理问题，在常识普及、心理疏导及正确治疗后都能解决或得以显著改善。

5. 性问题

无论是心因性的，抑或是慢性前列腺炎所致的性功能障碍问题，在以上治疗或合并性功能障碍治疗后均能解决或显著改善。

 临床难点剖析与对策

1. 心理问题

慢性前列腺炎患者所伴随的心理问题正如前述，原因是多方面的。因此，在治疗过程中，一是要全面客观地解释前列腺的构造特点、慢性前列腺炎的成因及可能出现的危害，消除患者的认识盲区与误区。二是要实施全面、有效的治疗，这是关键所在。要将治疗过程中每个节点的疗效评估要点告知患者，让患者对治疗过程和改善指标了然于心。不仅能提高患者参与度，而且也能促使患者与医者保持良好的沟通，以便医者对治疗过程进行修正与把控。三是要积极争取配偶、性伴、女友、闺蜜、家人等的配合与支持，陪伴、督促患者完成全部医嘱、走完整个治疗过程。

2. 尿频

慢性前列腺炎患者通常都有尿频的主诉。尿频有主观与客观两个方面。

（1）客观方面

一是慢性前列腺炎患者罹患此疾后，前列腺局灶性淤滞、阻塞、纤维化变等炎性改变等会刺激尿道前列腺段而产生尿意频频。二是因为尿频所带来的苦楚，患者通常试图通过少饮水来控制小便的频度，结果可能适得其反。因尿液浓缩后小解时对尿道，尤其是对于有前列腺存在尿液逆流的现象而导致前列腺炎的加重。形成不良循环。

（2）主观方面

无论是患者的自我理解，还是来自医生的诊断，一旦拟诊为慢性前列腺炎后，便会觉得尿意频仍，甚至会有若不小解即有把持不住（不禁）及继发的尿道等处不适感出现。尿频虽因人而异、程度不同，但以下 4 个特征则多为共性：① 尿频时每次尿量不多，通常在 100 ml 以下。② 多无明显尿痛（少数患者会描述终末尿阶段有少许不适感）。③ 中段尿尿液常规检查无炎性（伴有尿路感染则另当别论）改变证据。④ 在紧张工作、看电影等注意力高度集中及睡眠时并无尿频现象。

因此,在临床过程中,要求患者:① 多饮水:要求每天的饮水量在 1.5～2 L(有禁忌证者除外)。白开水及淡茶水均可。② 方便时(居家时必须)用带刻度量具读取每次尿量并记录。并渐次要求患者每次尿量要达到并超过200 ml 为佳。③ 当尿量尚未达到或超过 150 ml 且有尿意时,要学会转移注意力(如去一下超市、和朋友聊个天、看会儿电视或阅读报纸等),将出现的尿意转移掉。④ 在每次尿量未达标时要提醒自己,下次一定要忍耐一下、按要求转移一下注意力。⑤ 对中老年慢性前列腺炎患者因有可能伴有前列腺增生,所以不宜将尿量硬性要求提至 200 ml 或以上,防止过度憋尿而诱发急性尿潴留。

3. 前列腺液常规检查问题

临床前列腺液镜检常规报告中通常会述列卵磷脂小体和白细胞,如见有红细胞和精子时亦会有描述。其他的成分因临床意义不大或目前缺乏了解而鲜有报告。目前的共识是:慢性前列腺炎时,前列腺液中卵磷脂小体显著减少(低于正常值的 50%),白细胞亦会显著增多(大于每高倍视野 10 个)。临床的现实及头痛的问题在于:有部分患者在治疗后,临床症状与体征均有显著改善甚至消失,但前列腺液常规镜检报告卵磷脂小体却未见增加或反而减少,同时并有可能白细胞未见减少甚至比治疗前还有所增加的情况。这是因为:

(1) 关于前列腺液中的卵磷脂小体

前列腺液中的卵磷脂小体大小不均,形态多大于血小板,呈圆形或卵圆形,折光性强。显微镜高倍视野下呈均匀、满视野分布(描述为满视野或＋＋＋＋/HP)。慢性前列腺炎时,卵磷脂小体显著减少,或呈簇状分布。但当前列腺液中白细胞较多时,卵磷脂小体常被遮掩而呈现"减少"改变。

(2) 关于前列腺液中的白细胞

慢性前列腺炎时前列腺液中的白细胞显著增加且呈聚集或堆积样改变。显微镜下每高倍视野下常超过 10 个(＋/HP)。但必须了解的是:无感染的前列腺结石患者、性刺激或自慰(交媾)后数小时或更久,前列腺液中的白细胞数也会显著增多(但不呈聚集或堆积样改变)。而且在白细胞显著增多的同时因能遮掩卵磷脂小体而致其"减少"。因此,在临床疗效判断时要以前列腺本身病理改变、临床症状等改变为主来综合分析、做出合理结论，而不能单从一张化验单来做出"好坏"判断。尤其是当检验报告"反复无常"时对医患所造成的困惑会更大。

（3）关于前列腺液酸碱度（pH）值

正常情况下前列腺液呈弱酸性，pH 6.3～6.5。慢性前列腺炎时 pH 明显升高，而且慢性前列腺炎治疗好转时 pH 渐次下降，且临床好转与前列腺液的 pH 恢复成正相关关系。国外学者研究认为：前列腺炎治愈后2～3个月前列腺液 pH 方能恢复正常（在临床中不需如此长的时间就能恢复正常，可能是前列腺按摩加速了前列腺内冲洗的作用而达致目的）。因此，考虑到慢性前列腺炎患者同时多伴有明显的心理问题，建议医者自备 pH 在 6.4～8.0 区间的精密 pH 试纸，在临床效果明显，但前列腺液常规报告卵磷脂小体或白细胞反复无常、不利于临床疗效诠释时，连续2～3次在按摩收集前列腺液送检的同时，当患者面测试前列腺液的 pH 并做出解释（最好在前列腺按摩前事先告之 pH 的正常值及其重要性）以消除患者疑虑。诚然，如前列腺液的 pH 并未恢复正常则当应该继续治疗。

4. 性功能障碍

慢性前列腺患者所诉并存之性功能障碍问题通常有两种情况。一是罹患了慢性前列腺炎后，患者觉得因此而出现了性功能障碍问题，此多属心理问题。二是患者慢性前列腺炎与性功能障碍二者并存。对于前者，通常在按上法治愈慢性前列腺炎后即可得以复常。后者，可先后或同时按二病参照前述原则与方法治疗亦能获得解决。难点的解决仍然在于心理疏导和综合治疗。

5. 不育问题

临床中可见两种情况：一是慢性前列腺炎患者同时伴有精液异常所致不育问题。二是因不育问题诊查过程中发现存在慢性前列腺炎问题（这种情况因重视程度不够而常被许多医生在不育原因筛查中忽略）。临床中应根据病症主次分别或同时诊治。

案例 1

褚某,53 岁。2018 年 3 月 24 日初诊。

耻骨上、两少腹不适、隐痛及既往血精史十余年。

既往检查报告示:

2017 年 6 月 23 日:超声波检查:前列腺体积:5.9 cm×4.7 cm×5.6 cm,前列腺径线增大,内见大小约 0.6 cm×0.3 cm、0.4 cm 强回声团。结论:前列腺增生伴钙化灶。

同日 MR 平扫报告:前列腺体积增大,大小约 6.1 cm×4.4 cm×4.3 cm,T2WI 上左侧外周带局部信号稍减低,DWI 上未见明确异常高信号。盆腔及双侧腹股沟未见异常增大的淋巴结影。结论:前列腺增生伴外周带结节,请结合 PSA,必要时 MR 增强或穿刺活检。

2017 年 7 月 3 日:TPSA:7.91 ng/ml,FPSA:0.89 ng/ml,FPSA/TPSA=0.11。

2017 年 7 月 14 日:TPSA:10.67 ng/ml,FPSA:1.48 ng/ml,FPSA/TPSA=0.14。

2017 年 7 月 21 日:TPSA:8.31 ng/ml,FPSA:1.19 ng/ml,FPSA/TPSA=0.14。

2018 年 1 月 3 日:TPSA:5.78 ng/ml,FPSA:1.18 ng/ml,FPSA/TPSA=0.20。

2017 年 8 月 1 日:上海长海医院 MR 平扫+增强+波谱报告(ID24＊＊919):前列腺形态增大,约 6.2 cm×3.9 cm×4.2 cm 大小(左右径×前后径×上下径)。前列腺中央叶轻度增生,可见囊泡样结构,外周带不萎缩,左侧外周带近尖部可见不规则片状 T2 低信号灶,DWI 呈稍高信号,增强后呈持续强化状态。余外周带 T2W 混杂高信号,DWI 未见明显高信号灶。前列腺中央叶与外周带界限基本清晰。

左侧闭孔可见小淋巴结影,DWI 呈高信号,增强后轻中度强化。前列腺周围包膜完整,双侧精囊腺结构清晰,精囊腺呈高信号。结论:前列腺左侧外周带近尖部异常信号,考虑慢性炎症改变可能大,前列腺癌待排,建议抗炎治疗后短期复查 MR 及 PSA。左侧闭孔小淋巴结影,请随访。

2017 年 8 月 17 日:TPSA:7.58 ng/ml。

2017 年 9 月 7 日:TPSA:5.51 ng/ml。

2017 年 11 月 7 日:TPSA:9.06 ng/ml。

2017 年 12 月 6 日:TPSA:8.87 ng/ml。

2017 年 12 月 8 日:TPSA:8.87 ng/ml,FPSA:1.43 ng/ml,FPSA/TPSA=0.16。

2017 年 12 月 13 日:超声波检查报告:前列腺:52 mm×42 mm×46 mm,体积增大,形态正常,包膜完整,回声尚均匀,其内见一大小约:7 mm×5 mm 的强光团,后伴声影。结论:前列腺增生伴钙化。

2018 年 3 月 19 日:TPSA:12.37 ng/ml,FPSA:2.36 ng/ml,FPSA/TPSA=0.19。

2018 年 3 月 20 日:尿常规示:隐血+,白细胞+。尿沉渣:白细胞 109.1/μl(参考值:0～9.2/μl),红细胞:82.8/μl(参考值:0～13.1/μl)。超声波报告:前列腺上下径 58 mm,左右径 43 mm,前后径 25 mm。前列腺体积增大,左右基本对称,包膜增厚,不光滑,形态尚正常,回声欠均匀,内外腺交界处可见数个强回声光斑,大小约 7 mm×3 mm,后方伴声影。结论:前列腺增生伴钙化。

刻下:性欲旺盛,腰骶酸痛,面色少华,舌淡苔薄,脉细缓尺弱。左侧附睾头部结节,轻压痛。前列腺局部质韧,散在结节,按摩不畅。前列腺液常规示:卵磷脂小体:0～3/HP,白细胞:++++/HP,红细胞:++/HP。前列腺液行细菌、解脲脲原体、衣原体培养。

处方:

黄 柏 12 g	知 母 9 g	浙贝母 15 g
玄 参 12 g	三 棱 10 g	莪 术 10 g
制香附 12 g	乌 药 5 g	制鳖甲 15 g(先煎)
川 芎 9 g	山慈姑 15 g	炒白芍 12 g
赤 芍 10 g	仙鹤草 15 g	陈 皮 5 g
生甘草 5 g	7 剂	

2018年3月31日诊：

药后尚平,稍觉疲倦。

前列腺液细菌培养:溶血性葡萄球菌生长。克拉霉素等抗生素敏感。解脲脲原体、衣原体培养均阴性。前列腺按摩较前改善。前列腺液常规示:卵磷脂小体＋＋/HP,白细胞＋＋/HP。

处方：

生地黄 12 g	浙贝母 15 g	玄　参 12 g
三　棱 10 g	莪　术 10 g	炒枳壳 12 g
炒白芍 15 g	赤　芍 12 g	制鳖甲 12 g(先煎)
山　药 15 g	覆盆子 15 g	煅牡蛎 15 g(先煎)
陈　皮 5 g	生甘草 5 g	7 剂

克拉霉素缓释片,0.5 g,每日 1 次,口服一周。天然型维生素 E,100 mg,每日 3 次。

2018年4月7日诊：

药后尚平,前列腺按摩渐畅。前列腺液常规示:卵磷脂小体：＋/HP,白细胞：＋＋/HP。

处方：

生黄芪 15 g	仙鹤草 15 g	生地黄 12 g
三　棱 10 g	莪　术 10 g	赤　芍 12 g
炒白芍 12 g	浙贝母 10 g	玄　参 12 g
制香附 12 g	乌　药 6 g	炙龟甲 15 g(先煎)
陈　皮 6 g	生甘草 5 g	7 剂

2018年4月14日诊：

近日腰酸较甚,并无劳累之因。

前列腺两侧叶有散在结节,按摩欠畅。前列腺液常规示:卵磷脂小体:＋/HP,白细胞:＋＋/HP。复查前列腺液细菌培养。

处方：

制香附 12 g	炒枳壳 9 g	炒白芍 10 g
赤　芍 12 g	制鳖甲 15 g(先煎)	三　棱 10 g
莪　术 10 g	川　芎 9 g	川牛膝 12 g
乌　药 6 g	陈　皮 6 g	羌　活 6 g
桑寄生 15 g	桂　枝 10 g	生甘草 5 g　　7 剂

2018 年 4 月 21 日诊：

药后腰酸见轻,但疲劳感时有。

前列腺液培养未见细菌生长。前列腺按摩欠畅。前列腺液常规示:卵磷脂小体:5~7/HP,白细胞:＋＋/HP。

处方：

制香附 12 g	炒枳壳 12 g	炒白芍 12 g
炮　姜 4 g	制龟甲 15 g(先煎)	三　棱 10 g
莪　术 10 g	川　芎 9 g	川牛膝 12 g
乌　药 6 g	陈　皮 5 g	羌　活 5 g
桑寄生 12 g	桂　枝 10 g	生甘草 5 g　　7 剂

天然维生素 E,100 mg,每日 3 次。复方玄驹胶囊,每次 3 粒,每日 3 次。

2018 年 4 月 28 日诊：

近来受凉,耻骨上区稍有不适,前列腺左侧下段按摩有瘀滞感、欠畅。前列腺液常规示:卵磷脂小体:3~4/HP,白细胞:＋＋＋/HP。

处方：

制香附 12 g	炒枳壳 12 g	炒白芍 12 g
钩　藤 15 g(后下)	制龟甲 15 g(先煎)	淫羊藿 10 g
煅牡蛎 15 g(先煎)	山　药 15 g	山茱萸 15 g
桑寄生 15 g	桂　枝 10 g	生甘草 5 g　　10 剂

2018年5月5日诊：

前列腺按摩仅左侧叶上段稍有郁滞不畅感，按摩欠畅。前列腺液常规示：卵磷脂小体：＋/HP，白细胞：＋＋＋/HP。

未处方。

2018年5月12日诊：

时或小腹痛，前列腺右侧叶上段小有郁滞，按摩已畅。前列腺液常规示：卵磷脂小体：＋/HP，白细胞：＋＋＋/HP，pH：6.4。

处方：

乌　药6 g	陈　皮5 g	羌　活5 g
浙贝母12 g	玄　参10 g	赤　芍10 g
女贞子15 g	旱莲草10 g	仙鹤草15 g
三　棱10 g	莪　术10 g	黄　芩12 g
炒枳壳12 g	乌　药5 g	制香附12 g
覆盆子12 g	生黄芪15 g	制鳖甲15 g(先煎)
山茱萸15 g	陈　皮5 g	生甘草5 g　　7剂

2018年5月19日诊：

药后尚平，前列腺按摩渐畅。前列腺液常规示：卵磷脂小体：＋＋＋/HP，白细胞：＋＋/HP。

未处方。

2018年5月26日诊：

药后已平，前列腺按摩已畅。前列腺液常规示：卵磷脂小体：＋/HP，白细胞：＋＋＋/HP。

处方：

生黄芪15 g	三　棱10 g	莪　术10 g
浙贝母12 g	女贞子15 g	炒枳壳12 g
玄　参12 g	川　芎9 g	炒车前子15 g
赤　芍12 g	炒白芍12 g	制鳖甲15 g(先煎)
郁　金10 g	陈　皮5 g	生甘草5 g　　5剂

2018年6月2日诊:

自我感觉良好,前列腺按摩虽有局地囊性感,但通畅无阻力。前列腺液常规示:卵磷脂小体:＋/HP,白细胞:＋＋＋/HP,pH:6.4。

处方:上方加山慈姑12 g。5剂。

2018年6月9日诊:

门诊记录缺失。

处方:

生黄芪15 g	三　棱10 g	莪　术10 g
浙贝母12 g	女贞子15 g	山慈姑15 g
炒车前子15 g	赤　芍12 g	炒白芍12 g
制鳖甲15 g(先煎)	郁　金10 g	陈　皮5 g
白花蛇舌草15 g	生甘草5 g	5剂

2018年6月16日诊:

药后尚平,前列腺左侧叶上段仍有局地淤滞感,按摩欠畅。前列腺液常规示:卵磷脂小体:1～3/HP,白细胞:＋＋＋＋/HP,pH:6.4。

处方:

生黄芪15 g	女贞子15 g	炒车前子15 g
玄　参12 g	白花蛇舌草15 g	山慈姑15 g
赤　芍12 g	制鳖甲15 g(先煎)	三　棱10 g
莪　术10 g	郁　金10 g	浙贝母12 g
制香附12 g	陈　皮5 g	生甘草5 g

5剂

2018年6月23日诊:

无明显不适,前列腺仅左侧叶下段小有郁滞感,按摩通畅。前列腺液常规示:卵磷脂小体:＋＋/HP,白细胞:＋/HP,pH:6.4。

处方:同前。7剂。

2018 年 6 月 30 日诊：

无明显不适,前列腺按摩通畅。前列腺液常规示:卵磷脂小体:＋＋/HP,白细胞:＋/HP,pH:6.4。

处方：

生黄芪 15 g	女贞子 15 g	三　棱 10 g
莪　术 10 g	浙贝母 12 g	仙鹤草 15 g
玄　参 12 g	赤芍 12 g	白花蛇舌草 15 g
山慈姑 15 g	川牛膝 12 g	制鳖甲 15 g(先煎)
炒枳壳 12 g	陈　皮 5 g	生甘草 5 g　4 剂

2018 年 7 月 14 日诊：

门诊记录缺失。

处方：

生黄芪 15 g	女贞子 15 g	浙贝母 12 g
仙鹤草 15 g	玄　参 12 g	赤　芍 12 g
三　棱 10 g	莪　术 10 g	白花蛇舌草 15 g
山慈姑 15 g	川牛膝 12 g	制鳖甲 15 g(先煎)
炒枳壳 12 g	陈　皮 5 g	生甘草 5 g　3 剂

2018 年 7 月 21 日诊：

前列腺右侧叶局地按摩欠畅。前列腺液常规示:卵磷脂小体＋/HP,白细胞＋＋＋/HP,pH 6.4。

未处方。

2018 年 7 月 28 日诊：

前列腺左侧中段稍有郁滞感,按摩欠畅。前列腺液常规示:卵磷脂小体＋/HP,白细胞＋＋＋/HP,pH 6.4。

处方:前方加连翘 12 g。5 剂。

2018年8月4日诊：

TPSA：8.88 ng/ml，FPSA：1.49 ng/ml。FPSA/TPSA＝0.16。

未处方。

2018年8月11日诊：

前列腺液常规示：卵磷脂小体＋＋＋/HP，白细胞6～8/HP。pH 6.4。TPSA12.79 ng/ml，FPSA1.37 ng/ml，FPSA/TPSA＝0.11。

未处方。

2018年8月18日上海长海医院前列腺MR平扫＋增强＋波谱报告（ID30＊＊419）：前列腺轻度增大，约6.04 cm×4.1 cm×14.5 cm大小（左右径×前后径×上下径）。前列腺中央周围腺体增生，可见囊泡样结构。左侧外周带近尖部可见不规则片状T2低信号灶，DWI呈稍高信号，外周带不萎缩，呈T2W混杂高信号，DWI未见明显异常高信号。前列腺中央叶与外周界限基本清晰。前列腺周围包膜完整，双侧精囊腺结构清晰，精囊腺呈高信号。结论：前列腺增生，左侧移行带近尖部异常信号，考虑间质增生结节，建议定期复查PSA随访。前列腺慢性炎症改变。读片专家经调前后影像对照后结论：① 目前肿瘤概率不高；② 考虑慢性炎症；③ 淋巴结未见；④ 目前影像较之前改善明显。

2018年9月1日，超声波检查报告：前列腺上下径：56 mm，左右径：43 mm，前后径：28 mm。前列腺体积增大，形态正常，包膜完整，回声尚均匀，其内见一大小约：7 mm×4 mm的强回声光斑，后方伴声影。结论：前列腺增生伴钙化。

体会：

1. 此患者耻骨上、两少腹不适、隐痛及既往血精史十余年。说明起始有慢性前列腺炎伴精囊炎存在。然TPSA升高，并伴前列腺超声波检查、MR检查提示结节、钙化且有周围淋巴结出现。疑似前列腺癌的可能也不是捕风捉影。因此，患者一直徘徊在穿刺与观望之中，情绪不稳。

2. 在拟诊慢性前列腺炎的诊疗过程中,随着前列腺按摩,疏通排泄管道,并嘱其恢复正常性生活后,前列腺炎的临床症状及局部病理改变短期内便获得显著改善。

3. 因为一开始就警惕前列腺癌变的预防与治疗,所以,处方中加入了三棱、莪术、山慈姑、白花蛇舌草等抗癌理念药物,从治疗过程回归分析来看,其实这样做不仅冲淡了治疗主题与原则,也使原本亚健康的体质受到戕伤,复杂了治疗,延缓了疗程,有点莫须有的味道。此患者一直纠结于 TPSA 的检测结果,治疗最后的维持阶段,停止性生活、停止前列腺按摩治疗等一切可能影响 TPSA 数值的做法。结果,不同医院,甚至是隔日的检查报告数据都差异很大。在临床中虽然也可能是个例,但也值得思考。

4. 最终释怀的还是上海长海医院的 MR 平扫+增强+波谱检查。单个报告只显示闭孔淋巴结消失而已。后经室主任比对前后影像结论方给了四点结论性意见:如患者当初行前列腺穿刺检查,结果标本阴性后,例行检查 TPSA 仍然高位不下或有上升,势必每隔半年还须行穿刺检查。如此循环,何时为休? 真有不到黄河心不死之意。如果若干次穿刺后标本阳性呢? 是之前的穿刺漏网,还是疾病本身转变使然? 抑或是被不断反复恐吓后,精神情绪崩溃、免疫力低下,促使癌变而成?

案例 2

殷某,67 岁。2018 年 11 月 24 日初诊。

2018 年 11 月 5 日体检报告示:TPSA:5.63 ng/ml,FPSA:1.43 ng/ml。遂于 2018 年 11 月 28 日行前列腺 MR 平扫及增强检查。报告示:前列腺体积增大,于横断位 T2W1 右外周带见一枚略低信号小结节灶,大小约 0.6 cm,与周围带组织境界欠清晰,DWI 序列(B 值 1000)未见明显异常信号,注射 GD－DTPA20 ml 后病灶显示不清晰,与强化前列腺组织分界模糊。前列腺中央带及移行区斑片状不规则信号。所示精囊三角存在,膀胱壁均匀光整,盆腔血管神经束区未见明显异常增大淋巴结影。未见腹水征。

影像提示:前列腺外周带右缘小结节灶,短期随访复查,除外早期占位性病变可能。轻度前列腺增生。

医生建议行前列腺穿刺检查以排除不良病变可能。患者因对穿刺检查及结果心存畏惧,来门诊求中医一试。

虽逾花甲,体质尚壮,并无明显临床不适可征。因注意养生,虽性欲、勃起正常,但性生活稀疏,数月方行一次。前列腺肛门指诊:前列腺轻度增生,右侧叶上半区约 $1.0\,cm\times0.8\,cm$ 区域质地偏硬,按摩不通。前列腺液常规检查示:卵磷脂小体:未见/HP;白细胞:＋＋＋/HP;红细胞:未见/HP;pH:7.8。小便常规无异常发现。舌脉平。

处方:

生地黄 12 g	赤 芍 10 g	浙贝母 15 g
玄 参 12 g	连 翘 10 g	鱼腥草 15 g
虎 杖 12 g	乌 药 6 g	陈 皮 5 g
三 棱 10 g	莪 术 10 g	生甘草 5 g 7 剂

每日一剂,煎分三次服。

盐酸莫西沙星,口服,每次 0.4 g,每日一次。连服 6 天。

嘱多饮水、少受凉、少坐、每 1~2 周一次性生活。

2018 年 12 月 1 日诊:

药后无明显不适。前列腺按摩仍觉右上区域抵触感明显,按摩仍感不通。前列腺液常规示:卵磷脂小体:＋＋/HP,白细胞:＋/HP,pH:7.6。

上方加制鳖甲 15 g(先煎),续服 7 剂,服法如前。

2018 年 12 月 8 日诊:

药后尚平,行前列腺按摩治疗一次,取药 7 剂,服法如前。

2018年12月15日诊：

前列腺病变区域似有按摩得通之感,前列腺液常规示:卵磷脂小体:＋＋/HP,白细胞:少许/HP,pH:7.6。舌脉平。

处方：

生地黄12 g	浙贝母12 g	玄　参10 g
乌　药6 g	炒枳壳12 g	三　棱10 g
莪　术10 g	川　芎5 g	陈　皮5 g
生甘草5 g	7 剂	

每日一剂,煎服三次。

2018年12月22日诊：

药后尚平,前列腺按摩虽仍觉右上区域郁滞感、质地坚韧,按摩时通而不畅。前列腺液常规示:卵磷脂小体:＋＋＋/HP,白细胞少许/HP,pH:7.2。原方续服七剂,服法如前。

2018年12月29日诊：

前列腺按摩较前通畅,右上区域质地仍较韧,基底部有少许坚实感。前列腺液常规示:卵磷脂小体:＋＋＋/HP,白细胞少许/HP,pH:6.8。

处方:北京同仁堂生产大黄䗪虫丸,每次一粒,早晚各服一次。

……

2019年2月25日行前列腺平扫加增强MR复查,报告示:前列腺轻度增大,横断位T2W1右外周带见一枚略低信号小结节灶,大小约0.6 cm。边界稍模糊,DWI序列(B值1000)未见明显异常高信号,注射GD-DTPA20 ml后病灶显示不清晰,与强化前列腺组织分界模糊。前列腺中央带及移行区斑片状不规则信号。所示精囊三角存在,膀胱壁均匀光整,盆腔血管神经束区未见明显异常增大淋巴结影。未见腹水征。

影像提示:前列腺外周带右缘小结节灶,较前片2018-11-08相仿,请结合临床及PSA检测,随访复查,除外早期占位性病变可能。轻度前列腺增生。

血查：TPSA：1.09 ng/ml，FPSA：0.10 ng/ml。携有关检查资料请上海长海医院泌尿外科专家会诊，回顾性诊断为前列腺炎，基本排除占位性病变可能。

体会：

经过三个多月每周一次的前列腺按摩及中药为主治疗，前列腺右上区域硬节已消失，仅表现为局部区域前列腺质地较周边仍偏韧感。前列腺按摩已通畅，前列腺液 pH 并从 7.8 降到 6.5 且已持续一个月有余。

建议多饮水、不受凉、少坐，维持正常性生活。大黄䗪虫丸，每晚一粒，续服一个月。

 ## 附：前列腺增生

 临床分析

前列腺增生既是中老年男性的生理现象，也是常见疾病之一。目前，前列腺增生除了与男性、老年和雄激素刺激三因素相关之外，确切的病因尚未清楚。临床表现主要为排尿改变，包括尿频（尤其是夜尿增多）、尿等待、尿线变细、中断、残余尿增多，甚至继发尿路感染、血尿、尿失禁等，亦可出现膀胱尿结石、斜疝等并发症。前列腺增生的危害性在于所引起的下尿路梗阻所致病理生理改变。但个体差异较大。此外，要引起足够重视的是，前列腺增生的同时存在前列腺癌的伴生可能。

 临床对策

1. 保持关注

前列腺增生是一种长期存在，体积大小与临床症状并不成正比。但关注增生的进展、性质的变化、膀胱等相关器官的病理改变是必须的。

（1）直肠指诊

直肠指诊是简单而重要的诊断方法。不仅可以了解前列腺的大小、质地，而且可以通过肛门的收缩功能了解膀胱及盆底肌群的功能状况。此外，约 1/3 的前列腺癌的肿瘤体可通过肛门指检发现并得到穿刺证实。

（2）小便常规检查

可了解患者有无尿路感染、血尿及其他改变。

（3）对于无临床症状及近期一年内体检无异常发现者，每年做一次常规超声检查即可。建议包括并不限于：前列腺（经直肠检查更佳）、膀胱、残余尿测定。

（4）前列腺特异性抗原（PSA）检测

PSA 虽是前列腺癌的特异性指标，但前列腺增生、前列腺炎患者的 PSA 亦会增高。因此，定期检测 PSA 有助于警惕前列腺癌的伴生。但检测前有两点需要注意：一是 PSA 有总 PSA（TPSA）和游离 PSA（FPSA）之分。如 TPSA 明显增高（常规增高速率一般每年不超过 0.75 ng/ml）的同时伴有 FPSA/TPSA 比值的下降趋势常提示前列腺癌可能性在增加。二是前列腺炎、急性尿潴留、膀胱镜检查、前列腺按摩、射精、经直肠超声检查等都可能引起 PSA 短暂升高而影响结果的准确性。

（5）磁共振成像（MR）检查

对肛门指检发现前列腺有硬结、TPSA 明显增高并趋势性 FPSA/TPSA 比值下降患者必要时应及时 MR 检查。

（6）前列腺穿刺活检

对 MR 可疑前列腺癌患者进行前列腺穿刺活检可得以确诊。

2. 药物治疗

症状轻微时无须治疗。出现排尿改变且非药物治疗无效时可考虑服用 α1-受体阻滞剂，如盐酸坦索罗辛（哈乐），0.2 mg，每晚一次。注意首服三五日内，应于临卧时方服，服后 1 小时内尽量不再起床，以防体位性低血压导致跌仆。笔者认为中药对于减轻前列腺增生及改变排尿困难并无治疗及性价比优势。

3. 手术治疗

对于增大腺叶突入膀胱、膀胱颈挛缩、残余尿多（易引起感染、出血、结石形成及造成逼尿肌进一步失代偿）等手术指征时宜手术治疗。

4. 自我养护

前列腺增生可以说是中老年男性的必然之路。但自我意识与养护的水平如何在一定程度上决定着病症的发生、发展速率。

（1）培养良好的饮食习惯

俗话说"千金难买老来瘦"，从某种意义上来说对延缓前列腺增生有积极意义。欧美的流行病学调查提示：随着生活质量的提高和饮食结构（高脂、高蛋白、高能量饮食）的改变，前列腺增生和前列腺癌的发病率亦随之增加。因此，对于中老年人而言，提倡平衡且略呈负氮平衡状态（尤其适合肥胖患者）的饮食结构与总量控制比较合理。以清淡、少脂、少糖，富含纤维饮食结构为佳。对喜好肉类食物的中老年人一是要控制摄入量，以解馋为主。二是加强运动，尽可能多地消耗掉摄入量。总体来说：无论是采取量入而出，还是量出而入的能量代谢原则，都要大致保持负氮平衡的饮食结构和总量控制（体质较弱、消耗性疾病伴前列腺增生者等当不在此列）。

（2）培养良好的饮水习惯

水是人体代谢不可或缺的重要物质。正常饮水除了可以淡化尿液、减少泌尿系结石发生、廓清代谢产物等作用外，并能降低血液黏度、改善血液循环等作用。一般无心脏、肺、肾功能等其他禁忌问题的中老年人，每天饮水 1.5～2 L 是合适的。但在饮水安排上有一定的原则和技巧。① 餐前不宜多饮水。多饮水易冲淡胃液而影响杀菌和消化功能，继而可能影响体质。② 睡前不宜多饮水。多饮水易影响睡眠质量。③ 临床要求夜尿超过3 次且小便后入睡不佳的患者，将饮水总量安排在早晨起床后至就寝前4 小时内少量、分次完成。④ 晚餐不吃粥、不喝汤，即便服药也不宜多饮水。如口干则以少量饮水入口滋润口腔而不咽下为宜。⑤ 饮水以温开水为上，淡茶水亦可（注意区分绿茶、红茶及生普洱、熟普洱的凉温属性）。

43

（3）培养良好的排尿习惯

前列腺增生患者通常感受到的排尿异常主要包括排尿困难和尿频。而尿频主要是夜间的排尿次数明显增多。白天的尿频可以参照慢性前列腺炎尿频的处理原则与建议应对。而对夜间尿频的应对建议如下：① 晚餐以干食为主，餐后尽量不饮水。② 夜间欲小便时先在床上醒态3分钟（可能有阴茎勃起或膀胱充盈所致前列腺充血状态，静待可减缓、消弭充血且能防止贸然起床直立时易产生的体位性低血压致跌仆）。③ 如厕小便前打开卫生间自来水龙头使其"哗啦啦流水"（既可分散患者如厕的紧张和注意力，也能产生条件反射使括约肌松弛、小便畅流）。④ 小便时采用马桶坐姿小解。⑤ 不要刻意用力（防止继发斜疝），任其缓慢自流。

（4）树立正确性生活理念

随着生活水平的提高、体质和心理状态的优化，健康长寿老年人越来越多。临床上80岁以上男性仍有性能力并维持性生活者已不鲜见。因此，对于中老年患者，只要有性能力（阴茎勃起且能完成性生活）、有交媾欲望、性生活后无明显体能及心理不适者，均可以维持自我合适的性生活频度。诚然，提高性事技巧、体谅并解除性伴的局部不适、共享性事乐趣是维持和谐性生活的前提与必须。临床中，有性事能力、有性欲、无性生活的中老年男性前列腺增生伴有慢性前列腺炎的病例已不少见，应引起患者及性伴的足够重视与充分理解。如处理不当，不仅不利于身心健康，而且还可能引起夫妻间、家庭，甚至是社会问题。

（5）提肛运动

前列腺增生患者在排尿困难后，通常通过膀胱壁肌肉的代偿能力增加逼尿的力量，然则久而久之不仅膀胱壁显著增厚且逐步出现失代偿改变。因此，对于中老年男性在预知不可避免出现前列腺增生、排尿日益困难的前提下，加强盆底肌群的锻炼是很有必要的。也与古人"紧后门，促养生"的理念不谋而合。然而，要做对、做好提肛运动也并非一件易事。通常锻炼的程序和方法为：① 首先从大便时提肛而致大便截断的感觉找起。② 起初宜临睡前、卧姿练习（此时容易注意力集中），熟练后则不拘何时、何姿。③ 患者如不知是否练对方法时，可在练习时以食指轻触肛门，如提肛运动时肛门向上收缩且呈撮口状时即表示方法正确。④ 也可在门诊行直肠指诊时由医生指导患者学做提肛运动,医生通过手指是否被夹紧来提示患者是否提肛正确。⑤ 提肛运动时保持提肛状态 10 秒(开始不做要求)左右为 1 次,早晚可各做 10 次(亦可因人而异)。

（6）艾灸

艾灸尤其是隔姜灸对前列腺增生患者改善排尿状况有益。具体做法是:① 选一块较大个体的生姜,横着取最大面积切片,厚度 3 mm 左右。② 将生姜片置于耻骨联合正中上约 2～3 cm 处(关元、气海穴附近即可)。③ 将艾条点燃后灭去明火,将燃烧一端靠近生姜做姜片上运动(直线往返或绕圈方式均可)。④ 根据患者的体感调节艾条高度及滞留时间(以温热不烫为度,如患糖尿病等感觉障碍者尤须防止烫伤)。⑤ 一般每次 10～15 分钟。冬日时应注意保暖,防止因裸露而受凉。

（7）养成其他良好习惯

① 保持良好心理状态:前列腺增生是中老年男性的必由之路,对生活的影响并不取决于增生的程度和病史长短。与前列腺癌的必然关系目前也不明确。因此,对前列腺增生当采取战略与战术上的不同认识与应对。保持警惕并乐观的情绪都十分重要。② 要建立和保持良好的睡眠习惯:前列腺增生容易夜尿频仍而造成睡眠不安、质量下降。因此,临睡前不看情感类电视连续剧,不阅读容易引起感慨、思考类的文章与信息。上床前温水沐浴或泡足也有助于提升睡眠质量。在夜尿不可避免的前提下,小便上床后要保持一定的睡姿,不要频繁改变体位,不要看手机,不要阅读,不要看电视。即使有不能入睡的感觉也不要焦虑(其实在保持这种状态下会反复多次入睡,即浅睡眠状态)。③ 活动多元化:要避免单纯居家用脑状态(看书、看电视、听收音机等),多参加户外活动(散步、游泳、跳舞、放风筝、骑车、太极拳、旅游、垂钓等)。改变一般中老年人用脑有余、用体不足的习惯。

案例

章某,69岁。2017年5月6日初诊:

患者同年3月2日在外院行前列腺经尿道电切术。术后尿失禁。西药曲司氯铵治疗中。

同年2月21日检查示:前列腺特异性抗原(TPSA)12.43 ng/ml。术前直肠指检:前列腺双侧叶增大,中央沟消失,增生Ⅱ度,表面光滑,质韧无压痛,退指无染血。术后病理报告示:(前列腺)结节性增生伴灶区间质急慢性炎。

刻下:直立时尿液不受控制,自然流淌。耻骨上及左侧睾丸坠胀、隐痛不适,体倦乏力。查体:左侧附睾头部结节,压痛(+),前列腺左侧叶上段结节,按摩欠畅。尿常规示:隐血:+++/HP,尿沉渣:白细胞:30.2/μl(参考范围:0~13.1/μl)。TPSA:0.52 ng/ml,FPSA0.11 ng/ml,FPSA/TPSA:0.21。前列腺液常规示:卵磷脂小体:+/HP,白细胞:3~5/HP,上皮细胞:0~1/HP。舌淡红苔薄,脉缓。

处方:

生黄芪30 g	生地黄15 g	山茱萸24 g
炒白术15 g	怀山药15 g	浙贝母12 g
玄　参15 g	生牡蛎15 g(先煎)	炙升麻10 g
柴　胡6 g	淡黄芩12 g	炙龟甲15 g(先煎)
仙鹤草30 g	三　棱10 g	莪　术10 g
陈　皮6 g	生甘草5 g	7剂

提肛锻炼,每次10秒,10次为一组,早晚各一组。

关元、气海穴隔姜灸,每次15分钟,早晚各一次。

盐酸莫西沙星,0.4 g,每日一次。口服6天。

2017年5月13日诊:

治疗后自觉体力有增。前列腺右侧叶上段结节,按摩不畅,前列腺液呈淡红色改变。尿常规示:隐血++/HP,尿沉渣:红细胞12.3/μl。前列腺液常规示:卵磷脂小体2~3/HP,白细胞0~2/HP,红细胞+++/HP。

处方：

生地黄 15 g	生白芍 15 g	白茅根 30 g
鱼腥草 30 g	炒车前子 30 g	赤芍 15 g
虎杖 15 g	炙龟甲 15 g(先煎)	仙鹤草 30 g
侧柏炭 10 g	浙贝母 12 g	炮姜炭 4 g
陈皮 6 g	生甘草 3 g	7 剂

克拉霉素缓释片,0.4 g,每日一次,口服 7 天。

2017 年 5 月 20 日诊:

经前述药物治疗、隔姜灸及提肛锻炼,自觉在方才查尿常规时似有"解小便"的感觉。尿常规示:阴性。尿沉渣:红细胞 16.1/μl。前列腺按摩较前通畅,未成功取得前列腺液。

处方：

生地黄 15 g	生白芍 15 g	白茅根 30 g
鱼腥草 30 g	车前子 30 g	赤芍 15 g
虎杖 15 g	炙龟甲 15 g(先煎)	仙鹤草 30 g
侧柏炭 10 g	浙贝母 12 g	炮姜炭 4 g
金樱子 10 g	芡实 10 g	石菖蒲 6 g
陈皮 6 g	生甘草 3 g	7 剂

2017 年 5 月 27 日诊:

直立锻炼时似能固摄小便,放松时感觉小便有自流感觉。信心大增。尿常规示:阴性。尿沉渣:红细胞 30.2/μl(参考值:0~13.1/μl)。前列腺按摩已畅。前列腺液常规示:卵磷脂小体:未见,白细胞:0~1/HP,红细胞:2~3/HP。

处方：

生黄芪 30 g	女贞子 15 g	墨旱莲 10 g
炙升麻 6 g	柴胡 6 g	淡黄芩 9 g
山茱萸 24 g	炒白术 15 g	怀山药 30 g
仙鹤草 30 g	炒枳壳 30 g	炙龟甲 15 g(先煎)
石菖蒲 6 g	浙贝母 15 g	陈皮 6 g
生甘草 5 g	7 剂	

2017年6月3日诊：

症状未能递进改善，情绪稍显焦急。因担心小便而饮水减少。平卧时似能控制小便，直立时仍然不能。尿常规示：阴性。尿沉渣示：红细胞：71.3/μl（参考值：0～13.1/μl）。前列腺液常规示：卵磷脂小体：未见，白细胞：＋/HP，红细胞：＋＋＋/HP。

处方：

7剂（记录缺失）。

2017年6月10日诊：

尿常规：阴性。尿沉渣示：红细胞：1.5/μl（参考值：0～13.1/μl）。前列腺按摩已畅，前列腺液常规报告缺失。

处方：

生黄芪30 g	炒白芍15 g	柴　胡6 g
淡黄芩9 g	炒白术15 g	怀山药30 g
仙鹤草30 g	炒枳壳30 g	焦谷芽15 g
炙龟甲15 g（先煎）	石菖蒲6 g	浙贝母15 g
陈　皮6 g	生地黄15 g	女贞子15 g
墨旱莲10 g	生甘草5 g	7剂

2017年6月17日诊：

15日去上海华山医院专家门诊，专家建议继续提肛及中药治疗。一年后如仍无效可考虑于会阴部手术内置"开关"治疗。

上海专家的建议让患者静下心（也是无奈）来认真接受治疗。

今日自解小便2次，信心倍增。尿常规示：阴性。尿沉渣示：红细胞：3.4/μl（参考值：0～13.1/μl）。前列腺按摩已畅。前列腺液常规示：卵磷脂小体：＋/HP，白细胞：0～2/HP，红细胞：＋/HP。

处方：

熟地黄18 g	怀山药15 g	炒白术15 g
制黄精12 g	仙鹤草30 g	生黄芪15 g
炒白芍15 g	炙龟甲15 g（先煎）	三　棱10 g
莪　术10 g	仙灵脾10 g	山萸肉18 g
煅牡蛎15 g（先煎）	乌　药6 g	陈　皮6 g
生甘草5 g	7剂	

2017年6月24日诊：

近日自行解小便情况较前有所退步，情绪不悦，性欲始起，晨勃未见，渴望交媾，舌边尖红苔薄，脉细弦数。尿常规示：阴性。前列腺液常规示：卵磷脂小体：2～3/HP，白细胞：0～1/HP，红细胞：3～5/HP。

处方：

柴 胡6g	黄 芩12g	炒枳壳12g
生白芍30g	山茱萸18g	钩 藤15g(后下)
羌 活5g	菟丝子15g	金樱子15g
炙龟甲15g(先煎)	覆盆子15g	煅牡蛎15g(先煎)
三 棱10g	莪 术10g	陈 皮6g
生甘草5g	7剂	

2017年7月1日诊：

近日成功交媾一次，心情大悦，能自行小便次数增多。

上方加仙灵脾10g，乌药6g。7剂。

2017年7月8日诊：

近日自解小便如常，饮食过于油腻，舌淡紫苔薄腻，脉弦滑。

处方：

制香附12g	炒枳壳9g	法半夏12g
陈 皮6g	胆南星10g	乌 药6g
炙鳖甲15g(先煎)	浙 贝12g	川 芎6g
三 棱10g	莪 术10g	皂角刺10g
益母草15g	桂 枝6g	炙龟甲15g(先煎)
生甘草5g	7剂	

2017年7月13日诊：

小便能自解，晨勃较前减少，交媾未遂，舌淡红苔腻始化，脉缓。

前方加仙灵脾10g，鹿角霜15g(先煎)。7剂。

2017年7月22日诊：

昨日负重喷农药劳动，小便控制又见反复。晨勃良好，交媾已遂。饮食睡眠尚常。舌淡苔薄腻，脉缓。

处方：

益智仁 10 g	乌 药 6 g	怀山药 15 g
生苡仁 30 g	熟地黄 15 g	生地黄 12 g
炙龟甲 15 g(先煎)	山茱萸 18 g	煅牡蛎 15 g(先煎)
仙鹤草 30 g	三 棱 10 g	莪 术 10 g
生甘草 5 g	7 剂	

2017 年 8 月 5 日诊：

近日晨勃又少，自觉容易疲倦，小便无力，偶或不控。舌淡苔薄，脉缓。仍宗前法。

处方：

生黄芪 30 g	炒白术 15 g	制黄精 12 g
金樱子 15 g	芡 实 15 g	覆盆子 15 g
怀山药 15 g	山茱萸 18 g	羌 活 6 g
仙灵脾 10 g	鹿角霜 15 g(先煎)	炙龟甲 15 g(先煎)
乌 药 6 g	陈 皮 6 g	生甘草 5 g 7 剂

2017 年 8 月 12 日诊：

晨勃已现，交媾亦遂，小便欠爽略涩，舌脉平。

上方去覆盆子，加浙贝母 12 g。7 剂。

2017 年 8 月 19 日诊：

昨晚饮食不慎，夜起水样腹泻三次，无发热，夜间梦多。

予左旋氧氟沙星及对应汤剂 7 剂(处方缺失)。

2017 年 8 月 26 日诊：

腹泻治疗次日即停。刻下：微咳，咽不痒，梦多晨勃不佳，小便已能完全控制。

处方：

生黄芪 15 g	炒白术 15 g	防 风 6 g
羌 活 4 g	炒白芍 15 g	桂 枝 6 g
仙灵脾 10 g	炙龟甲 15 g(先煎)	怀山药 15 g
山茱萸 15 g	煅牡蛎 15 g(先煎)	陈 皮 6 g
炒枳壳 12 g	生甘草 5 g	7 剂

2017年9月2日诊:

微咳已愈,晨勃亦兴,唯小便不适又起(已自行停止提肛锻炼和关元、气海穴隔姜灸治疗)。舌淡苔薄白,脉左缓尺弱。

处方:

炙黄芪15 g	炒白术12 g	怀山药15 g
菟丝子15 g	益智仁10 g	乌　药6 g
仙灵脾10 g	仙鹤草15 g	三　棱10 g
莪　术10 g	炙升麻6 g	羌　活6 g
山茱萸18 g	肉　桂3 g(后下)	生甘草5 g　　7剂

随访至今,小便能自控,性功能亦如常,每周至半月交媾一次。仍在坚持提肛锻炼,间断隔姜灸保健治疗。

体会:

1. 前列腺增生经尿道电切术所致尿失禁,中医药治疗本病不具有本案的必然性。

2. 本案的形成诚如病理报告所示,前列腺增生的同时伴急慢性炎症改变。因此,手术后出现疼痛、尿道感染、前列腺炎症并尿失禁,增加了病情的复杂性和治疗难度。既往亦曾治疗过一位老年前列腺增生患者经尿道电切术后,反复感染、高热、会阴部疼痛、小便淋漓不爽诸症,西药抗感染治疗有效但三个月内复发四五次,并被要求禁欲(勃起功能良好,亦有交媾欲望)。经介绍接手治疗时,扣诊发现前列腺两侧叶射精管区硬结如黄豆大,前列腺按摩起始治疗一两个月内无前列腺液顺利取得。后经前列腺按摩及中药治疗一年后方得痊愈(无感染征象,前列腺硬结消失,按摩通畅,每次能顺利取液2～3滴,性生活正常,一个月2～3次)。

3. 此病例中医药治疗大致有三个阶段:起始阶段,主要通过前列腺按摩和中药解决尿道与前列腺炎症问题;次则针对后尿道及盆底肌群括约能力,中药及提肛、隔姜灸治疗;最后是全面提升体质状况以及遂了患者对于性生活的需求。

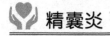 精囊炎

 临床分析

　　精囊炎的典型临床表现为血精。伴射精疼痛者多半有外伤(如会阴部骑跨伤)或尿道、前列腺炎急性感染史。其他如精囊腺肿瘤、结构异常、结核等也会引起血精,但多半无射精痛。好发于性活跃期的年轻人,近些年中老年患者亦不鲜见。

 临床对策

1. 一般原则

　　对于有明确外伤或感染史的年轻患者,通过询问病史有助诊断。小便常规检查及超声检查(精囊、前列腺、膀胱等)通常有助于甄别血精来源。反复、无痛性、中老年患者为特征的血精建议直接做磁共振(MR)检查以排除肿瘤、结核以及可能源于精囊腺结构异常等可能。

2. 药物治疗

(1)抗生素
　　对于有明显尿道感染史或外伤的患者,临床上予以抗炎治疗。习用口服克拉霉素缓释片,0.5 g,每日1次。连用7天。或盐酸莫西沙星,0.4 g,每日1次,连用3~6天。

(2)基本方

生地黄 15 g	仙鹤草 15 g	女贞子 15 g	旱莲草 12 g
侧柏炭 12 g	炮姜炭 3 g	炒车前子 15 g	浙贝母 12 g
玄　参 10 g	陈　皮 5 g	生甘草 5 g	

☞ 立方思路:
　　精囊炎所表现的血精,多为热扰,气虚不摄则偶见于体质虚弱或伴有其他消耗性疾病的患者。因此,凉血止血而不留瘀是为常用治疗总则。血精

出于精窍,而下焦有热(火)难脱肝肾不足之实。故二至为底增味,咸寒为先,不择苦寒生燥之品。精囊与前列腺比邻而居,鲜有不受其浸濡者。故合消瘰丸之意以杜其源;以生地黄凉血止血并能益阴清热;仙鹤草止血之外并能益气固本;侧柏炭化瘀止血;炮姜炭用作反佐以防凉意太过且能散瘀;陈皮调和脾胃;甘草调寒热、和诸药。共成凉血止血、化瘀和窍之用。

临床上于血止之后,配合前列腺按摩(尿道、前列腺感染性炎症不明显时)内外兼治,通常3~4周收愈。

3. 其他治疗

对伴有前列腺炎者参照慢性前列腺炎篇治疗。

 # 附睾炎

 ## 临床分析

附睾炎有急性附睾炎和慢性附睾炎之分。

(1)急性附睾炎

急性附睾炎临床多见于尿道炎病史的患者。也可继发于尿道镜检查、导尿、前列腺手术后等。临床表现为:患侧睾丸坠胀疼痛,同侧腹股沟并下腹部有牵扯痛。附睾肿胀明显,扪诊与同侧睾丸分界不清,可见同侧精索增粗及触痛。常伴有发(高)热、局部灼热等。血常规、小便常规、超声检查可帮助明确诊断。

(2)慢性附睾炎

慢性附睾炎可见于急性附睾炎之后,但临床更多患者伴发于慢性前列腺炎(前述"堰塞湖"效应)。临床常主诉为间作性(诱因与慢性前列腺炎类似)睾丸隐痛,可牵涉同侧腹股沟处不适。患者主诉不适感多在右侧,但病变却几乎都在左侧,可能是反射性不适所致,临床要注意诠释。左侧附睾炎(结节)消失后右侧睾丸不适亦会随之消失,左侧附睾头部或左侧附睾睾丸间沟(多附着于睾丸表面)结节(附睾结节大小不一,扪诊时胀痛为主;间沟结节较小,仅2～3 mm大小,但触压痛明显)。肛门直肠指诊常能同时捕获前列腺(附睾炎同侧,以左侧叶为多见)之慢性前列腺炎病理证据。

 临床对策

1. 急性附睾炎

(1)基本方

柴　胡12 g	黄　芩15 g	连　翘12 g	浙贝母12 g
玄　参12 g	生牡蛎15 g(先煎)		鱼腥草15～30 g
赤　芍12 g	虎　杖15 g	玄胡索12 g	炒白芍15 g
制香附12 g	生甘草5 g		

每日2剂,日服4次。

立方思路:

急性附睾炎证属热毒蕴结、痰瘀互结。病位少阳肝络循行部位,以肿胀疼痛、坠胀、牵涉少腹等为临床特征。故治以疏泄肝热、清热解毒为先,药征柴胡、黄芩、连翘、鱼腥草为主;香附、玄胡等肝经之药,理气散结,行血止痛;热与痰结,有痰核之征,故辅以消瘰丸以化痰消瘰,药用浙贝母、玄参、生牡蛎;热与瘀互结,故添虎杖、赤芍以凉血行瘀;热甚阴易受损,故入炒白芍护阴,并与生甘草共行舒挛缓急之功。合而用之,共成清热解毒,凉血化瘀,化痰消瘰之功。

(2)西药治疗:多首选头孢类药物口服,必要时肌内或静脉给药。一般使用7天。

(3)外用药:以基本方三煎浓缩煎汁调如意金黄散外敷患处。临床注意点在于:① 煎汁冰箱中冷藏后调敷效果更佳。② 外敷药物要保持湿润(不时以煎汁润之),以防干燥失效。③ 一般1天换药2次。④ 亦可加少许凡士林或蜂蜜或麻油调敷,只是效果略逊于单纯煎汁调敷者。⑤ 如睡眠时仍需敷药则建议加入凡士林或蜂蜜或麻油调敷,并外裹以绵纸以防脱落(不能用保鲜膜或塑料袋包裹)。

（4）前列腺按摩：急性附睾炎治疗病情趋缓后方可行前列腺按摩治疗（急性期患者对疼痛极为敏感，故不宜。机理见后慢性附睾炎）。

2. 慢性附睾炎

（1）基本方

柴　胡6 g	黄　芩9 g	制香附12 g	川　芎5 g
炒枳壳9 g	浙贝母10 g	赤　芍10 g	乌　药4 g
陈　皮5 g	生甘草5 g		

每日1剂，煎分2次服。

☞ 立方思路：

慢性附睾炎以间作睾丸胀痛为主且程度轻微。痰凝、瘀滞、气结为其病理特征。故组方用药以柴胡、香附、枳壳、乌药疏肝行气散结为主；辅以浙贝母、赤芍、川芎、陈皮化痰消瘀；黄芩清其伏热，并佐制上药之温窜；生甘草调和诸药以为使。诸药使用，共行温散痰凝、气血瘀滞之功。

（2）中成药治疗：可辨证使用玄胡止痛软胶囊、消瘰丸、茴香橘核丸、桂枝茯苓丸等。

（3）外治

无论有无伴发之慢性前列腺炎，均可配合前列腺按摩治疗，每周1次。冀希通过前列腺按摩治疗，排空前列腺液，形成相对负压环境，促使附睾向前列腺方向形成减压流而利于疏通附睾管道淤阻（疏利"堰塞湖"）。

不育不孕症 三得

随着"二孩"政策的放开,以及追求自然生育目标人群增多的需求,中医药治疗在不育不孕中的占比有明显升高趋势。但不可否认的现实是:诊疗重女轻男、重西轻中、重辅助生育轻自然生育等特点在不育不孕诊疗人群中仍占主流。

本篇主要讨论以精液质量异常(少弱精症)为主的不育不孕问题。

少弱精症

临床分析

1. 现实

对于正常生育人群而言,孕育并不是问题。适当储备一点孕育常识,在计划孕育后的一年半载内通常能解决受孕问题。但不能获得正常孕育的夫妇就远没有这么幸运了。一种情况可能是问题多多(单方或双方)。但在临床上查不出明显问题的不育不孕夫妇亦不鲜见。

2. 机理

简单地说,正常生育力的夫妇加适时交媾就能完成孕育任务。但现在的正常生育力是通过一组数据来确立的。比如男性的精液分析报告(包括并不止于精液量、精子浓度、活动力、形态等);女性则是通过诸如生殖器官的超声形态学检查、内分泌激素测定、宫腔镜检查、输卵管造影等。诚然,这些基本检查是必须的,能发现一些实质性问题。但也不可否认的是:这些检查不仅受许多因素的制约,而且不少是与检验者经验以及被检查者接受检查的时效性相关联的。检验数据只能表示由某位检验者在检测瞬间的(不能排除主观性)报告。而不育不孕夫妇的精神心理状态、睡眠状况、生活起居,甚至是性生活习惯等综合因素却在不育不孕的诊疗过程中被明显地忽视。另一方面,从优生优育、全面客观的角度来讨论生育问题并不是一件易事。人体犹如一个工厂,而精子或卵子只是其产品之一,试想一个虽然没有硬件缺陷,但却不能良好运作的工厂能生产出合格甚至是优秀的产品出来么? 这大概恰恰才是目前临床中越来越重视微观,而忽视宏观的通病所在。微观很重要,但宏观并不能视而不见。

 临床对策

1. 剔除病例

(1) 首先从身高、体型、外生殖器检查等方面初筛排除遗传性缺陷。对于可疑或配偶受孕后出现胚胎停育等可能涉及遗传问题者予以染色体及Y染色体微缺失(AZF)检测。染色体异常且丧失正常孕育能力者予以患者供精治疗等临床建议。

(2) 精液检测示无精子患者,建议行附睾穿刺和/或睾丸活检,如系真性无精子(如唯支持细胞综合征等)者建议供精治疗。如系输精管道闭塞等问题建议手术或穿刺取精行卵细胞浆内单精子显微注射技术(ICSI)治疗。

(3) 功能性不射精或逆行射精者,在精液质量无明显异常时建议先宫腔内人工授精(IUI)治疗。

(4) 其他无法药物治疗者。

2. 临床常用检测项目

(1) 精液常规分析

一般可以了解一次射精的精液量(精液量太少影响阴道内精液池的形成,使靠尾巴泳动的精子无法进入宫颈管;如精液量太多则可能稀释精子浓度且影响阴道内的 pH,进而可能影响精子的运动和/或授精能力)、精子浓度、一次射精的精子总量、精液液化时间(精液液化时间延长通常提示存在前列腺炎可能)、形态(新版标准的精子正常形态正常值是不小于 4％)、颜色(乳白或淡黄均属正常范畴)、其他细胞学分析(白细胞常提示伴有生殖系统炎症、红细胞常提示精囊或前列腺炎可能、脱落的生精细胞常提示存在生精功能障碍)等。

（2）超声检查

主要是观察是否存在精索静脉曲张(需同时做 Valsalva 试验)。对疑似睾丸、附睾、前列腺、精囊腺问题者亦可作超声检查。

（3）抗精子抗体(AsAb)检测

抗精子抗体检测有血清和精浆两种途径。抗精子抗体阳性的滴度可用来作为免疫性不育症的治疗效果评价指标。

（4）前列腺液常规检查

前列腺液是精液的重要组成部分。前列腺及前列腺液异常无疑都将影响精子的质量及授精能力。在留取前列腺液的过程中,尤其要注意了解前列腺形态、质地等变化,并为治疗预后提供依据。

（5）其他检查

必要时需做生殖激素(PRL/LH/FSH/T/E_2)等检测,精液中脱落细胞疑似生精细胞时宜做涂片染色予以确认。前列腺、精囊腺病变必要时可作磁共振成像(MR)等检查。

3. 药物治疗

（1）基本方

生地黄 10～12 g	熟地黄 10～15 g	山萸肉 12～18 g
续　断 10～15 g	炒白术 10～12 g	制黄精 10～15 g
淫羊藿 10～12 g	煅牡蛎 15 g(先煎)	山　药 12～15 g
陈　皮 5 g	生甘草 3～5 g	

每日 1 剂,煎分 2 次服。另:紫河车粉,每次 1 g 吞服,早晚各 1 次。

辨证加减:阴虚者,加天冬 10～12 g,麦冬 10～15 g,炙龟甲 15 g(先煎)。牙龈出血者合二至丸。眠差、易汗者,加钩藤 15～30 g(后下),炒白芍 10～15 g。肾气不足者,加巴戟天 10～12 g,鹿角霜 10～15 g(先煎)。伴精索静脉曲张者,加益母草 15～30 g,川牛膝 10～12 g。

👉 **立方思路：**

笔者曾在 20 多年前撰文提出精液辨证观点。从精液而论：精浆属阴而精子属阳；从精子而论：则精子数量属阴而精子动力属阳。对于少弱精症患者，总则以滋填肾精为主，但须脾肾同补。辨属先天不足者，补肾偏于肾气、肾阳（有疲乏、畏寒、夜尿频仍等明显阳虚寒象方可，否则易生燥而伤精）；脾肾同治者，一则先天之精收藏于肾，出生后原始之精必有损无增。而肾精不竭者惟有后天增益一途。然后天之精须浸濡于先天之精方能完成华丽转身；若无先天之精存在则后天之精永远无法变生为先天之精（这也是绝对无精子症中药乏效之理）。脾肾同补，肾强则脾健，激发化生后天生精有能；脾健则后天之精源源不断，滋添肾中先天之精无虞。方中紫河车、二地、山萸肉、续断、淫羊藿滋填肾精，振奋肾气；白术、黄精、山药健脾益气，助运生精。牡蛎涩精固肾；陈皮行气防滞，助力脾运；甘草调和诸药。合方共成脾肾同补，添精助育之功。此方的特点就在于：平，组方脾肾平行，非重笃于补肾一隅；淡，药性、药味清淡，并非滋腻厚重之辈。冀平平淡淡之中缓图全功。由于精子的生长周期大约 3 个月左右，所以，要求连续服药起码一个半月以上复查精液以观察疗效。大部分患者初服一周内，偶有小腹隐隐、急欲如厕之感，但便溏不泄，日行 1~2 次。多不必处理，常待脾胃适应后自然消失。

（2）西药

① 基础用药：对于有轻度精索静脉曲张者，建议天然型维生素 E，100 mg，每日 3 次；胰激肽原酶肠溶片，120~240 U，每日 3 次，空腹服。

② 枸橼酸氯米芬（克罗米芬）片，多用于极度少精症（显微镜每高倍视野只见数只精子）者。50 mg，每日 1 次。肝功能损害、精神抑郁、血栓形成及血栓性静脉炎患者忌用。可连续治疗 0.5~1 年（每月复查肝功能及精液）。

③ HCG/HMG 等治疗，须在西医生殖内分泌医生指导下应用。

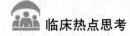 **临床热点思考**

1. 精索静脉曲张问题

(1) 现状

① 多数研究表明,男性不育的精索静脉曲张因素占居第一。② 当下多数超声检测(很少同时作 Valsalva 试验)将精索静脉的直径超过 2 mm 作为诊断标准。③ 手术指征有越来越宽泛化倾向。

(2) 思考

① 精索静脉曲张是不是应该首选手术治疗? ② 手术后局部的病理损害能恢复吗? ③ 将大部分或所有的曲张静脉结扎合理吗? ④ 如何解释不少患者的复发问题? ⑤ 最为关键的是:手术后异常的精液质量能恢复吗?受孕率高吗?

(3) 体会

① 除非精液质量极差(严重少弱精加精子畸形),同时伴睾丸坠胀不适,患者要求手术治疗者,笔者一般不主张首选手术治疗。② 手术前后精液质量改善情况常不如预期,而手术前后睾丸局部生精病理改善的大样本报告鲜见(抑或是笔者孤陋寡闻)。③ 静脉是具有回流作用的,大部或全部结扎是否有悖生理? 术后的侧支循环建立乃至"复发"是不是理解为生理功能的理性回归更为确切呢? 单纯从理论模型上分析,建立曲张精索静脉与它如髂内静脉等的分流才是首选? ④ 从笔者长期临床观察来看,精索静脉曲张高位结扎手术对改善睾丸理论上存在的郁血、生精体系受损等状态,特别是提高精液质量方面尚缺乏大数据支撑。少数研究报告缺乏严谨的排他性证据。

(4) 做法与建议

① 全面客观地评价患者业已存在的精索静脉曲张与精液质量之间的相关度(与其他因素间的权重)。② 除非严重少弱精伴精子形态异常(正常精子形态≤1%～2%),同时患者主诉睾丸、精索不适影响日常生活和工作,并有较强手术意愿时方建议手术治疗。而且一般通常建议患者先施行 1～3 个月的保守治疗后才做出是否手术治疗的决定。③ 要求患者穿着全棉、紧身

的三角短裤(类似国外性感、前裆面积很小的那种样式),外着宽松全棉长裤。居家及休闲时穿着宽松沙滩裤以改善睾丸的通风(降低睾丸环境温度)环境。并要求每次小便后(夜间就寝亦然)将阴茎提起龟头朝上(腹侧向前的解剖位)后提紧内裤(避免紧贴睾丸)以减轻阴茎与阴囊贴合的机会(行走后复又贴合阴囊则不计。此举并有提醒患者始终关注减轻睾丸偏高温度的作用)。④ 不做下蹲、马步、仰卧起坐等导致腹压增加的动作(如需健身则宜选卧推训练动作等)。⑤ 保持大便通畅,不大声吼叫。⑥ 不洗池浴,不汗蒸,不桑拿。避免高温作业环境和处所。⑦ 少饮酒、少吃辣。

2. 重视同时可能存在的慢性前列腺炎问题

前列腺液是精液的重要组成部分,约占精液体积的 1/3 左右,精子只占体积的约 1%。其余的为精囊液(约 60%)和尿道球腺、尿道旁腺等液体。而最接近射精口、易被沾染的是前列腺液。这也是为何慢性前列腺炎的同时常伴有慢性附睾炎的重要原因之一。因此,无论精液质量如何,都须重视检查与评估前列腺的状况,排除可能存在的慢性前列腺炎问题。尽可能地保证精子有一个营养、获能的环境。近数年来,对于原因不明的胚胎停育病例,通过对于男性慢性前列腺炎的排查与治疗,以及女性的月经周期(后篇详述)调理已获得不少成功治验。也能反证正常前列腺与前列腺液状态对于精子孕育过程的重要支撑作用。

3. 补品问题

对于精液常规异常所致不育,医患双方在意识到肾虚的同时需关注食补和药补两途。① 关于食补:对于少弱精症,特别是体质虚弱患者注意食补是必须的。但首先要注重的是膳食平衡问题。碳水化合物、蛋白质、脂肪、维生素、纤维素、微量元素等缺一不可。应注重增加优质动物蛋白的摄入。② 关于药补:传统认为不育多是肾虚,因此,补肾类的药物被普遍重视应用。但其中可分为两类:一类是药食同源类食物。如海参、鱼鳔、牡蛎、鹿肉、鳖、冬虫夏草等。另一类是具有补肾作用的药材。如鹿茸、海马、黄狗肾、海狗肾、鹿血精、紫河车、坎脐等。对于药食同源的食物,在消化功能正常情况下,适量、间隙地予以食用是可以的。如果长期食用,一是比较滋腻,会因吸收不良而造成不必要的浪费;二是也确实花费不菲,长此以往,普通消费者多难以为继。而后一类药材中除紫河车、坎脐外,大多药性温燥,不太符合平补、滋肾填精的原则,即便是阳虚体质患者亦不宜久服。再则,此类药材入煎剂纯属浪费,建议如确需运用,可选择研粉装胶囊服用,或直接适量吞服。

4. 性事问题

① 频度:有不少患者认为精液质量不良所致不育当减少性生活频度,让精子"聚少成多",只在配偶排卵期同房以"保证"受孕需要。殊不知,精子是一个动态、源源不断的发生过程。成熟精子有其一定的自然衰老周期。如没有及时排出体外,精子老化(凋亡)过程并须消耗能量去处理。普遍的研究与临床经验认为,上次射精后3~5天的精子活力相对最强。因此,在有性欲、能维持正常性生活、房事后无明显疲劳不适感前提下,每周1~2次性生活是恰当的。这其实也符合新陈代谢规律。② 质量:虽然每次性生活并不能做到让性事双方同时获得高潮与愉悦,但并不是说去完成任务似的敷衍了事(目前"打拼"的中青年夫妇性生活普遍存在如此现象)。国内外文学作品及坊间均有"私生子聪明"之说,现代研究也提示:排卵期愉悦、有高潮的性生活不仅精子、卵子的品质佳,而且,受孕的概率高、胚胎质量也好。③ 时机:毋庸置疑的是,排卵期交媾受孕的概率高,但预测排卵并非易事,而且从精子、卵子的受孕窗口期、存活时间而论也是要具备一定技巧的(篇后另述)。

5. 生活起居问题

年轻的不育不孕夫妇增多,受孕后生化妊娠、胚胎停育等容易发生与没有良好的生活起居习惯关系虽被忽视但不可否认。因此,对不育不孕夫妇要求做到:① 保持良好的精神心理状态:人是一个有机的整体,在不同的精神心理状态下机体的能效与产品(精子、卵子)品质是大不一样的。除非忧郁等严重病理状态需药物辅助调控外,通常只能依赖于不育不孕夫妇的自我调适。要建立和保持良好的精神心理状态,首先需解决认知问题,要在优生优育必须以良好的精神心理状态为前提形成共识,并在备孕(应该是整个孕产)过程中互相提醒,互相督促,共同实施。② 保持充足的睡眠:在睡眠问题上有两个要素:一是入睡时间,二是睡眠时长。在入睡时间上,一般人通常会比较迟,并错误认为无论什么时间入睡,只要睡足一定的时长就行了。其实并非如此。德国有学者研究认为,每晚 23 点是睡眠的一个重要节点。在这个时点前入睡和之后入睡的人,后者糖尿病和心脏病发病率可能比前者增加 30%。诚然,对于夜班工作者来说,保障睡眠时长就显得十分重要。有研究提示:睡眠时长以一天 7~8 小时为宜。不足 7 小时和超过 8 小时都不被认为是健康的睡眠方式。如中午有午睡习惯者,以不超过半小时为好。对于凌晨 2~3 点入睡,中午起床的人来说,缘何不能将入睡时间提早到 23 点前而于早晨起床呢? 时常询问有夜睡习惯的患者,如果你今后的小孩有如此睡眠习惯你能接受吗? 得到的答案几乎全是否定的。"己所不欲",勿施于己啊! ③ 合理的膳食结构:膳食结构的问题已经前述,原则应该是多样化、清淡、富有营养就好。④ 适当的户外运动:不育不孕的夫妇一起进行适当的户外运动不仅能增强体质,也能加强交流、放松心情,这种运动加"秀恩爱"的方式非常值得提倡。而且充分的运动后,对于睡眠不佳的患者改善作用亦非常明显。运动方式建议以游泳、快走、慢跑为首选。⑤ 其他:提醒患者要将工作和生活区分开来,不要将工作时的紧张、不良情绪等带回家中,影响日常生活。其次,要多一些郊游、餐聚、娱乐等活动,有不少患者夫妇就是如此在疗程内轻松愉悦的旅游氛围中把受孕问题给解决了。

6. 辅助生育问题

辅助生育技术不仅解决了许多男科、妇科临床难以解决的不育不孕问题,而且也成为男科、妇科不育不孕临床治疗的有力支撑与坚强后盾。但任何问题总归是有双重特性的。起码可以这样认为:生育当以自然孕育为上;其次是在医生指导下,适当治疗后受孕;再次才是寻求辅助生育技术帮助。道理虽然浅显且没有疑义,但当某个个体面对急迫的生育问题时要真正做到倒也未必是一件易事。至于辅助生育技术对子代品质、可能延续的生育缺陷等问题的报告虽然可以见到,但也仅是处于存疑且无大样本数据的阶段。

案例 1

丁某,28 岁。2018 年 7 月 14 日初诊:

婚后一年余,配偶胚胎停育一次。职业厨师,平素灶前高温环境工作,体胖(BMI 指数:28.39),精液常规分析示:精液量:3 ml,精子密度:0.08 亿/ml,A 级+B 级=5.38%+16.13%。解脲脲原体、衣原体、淋菌培养均为阴性。查体:左侧附睾与左侧睾丸间沟各有一小结节,触痛明显。前列腺左侧叶上段结节、淤滞感,按摩不畅。尿常规示:阴性。前列腺液常规示:卵磷脂小体:+++/HP,白细胞:1~3/HP。舌淡苔薄,脉缓。

处方:

生地黄 10 g	熟地黄 12 g	怀山药 15 g
仙灵脾 10 g	川续断 15 g	巴戟天 12 g
炒白术 12 g	制黄精 12 g	菟丝子 15 g
陈 皮 5 g	山茱萸 15 g	生甘草 5 g 7 剂

天然型维生素 E,100 mg,1 日 3 次。胰激肽原酶肠溶片,120 U,1 日 3 次。还少胶囊,每次 5 粒,1 日 2 次。复方玄驹胶囊,每次三粒,1 日 3 次。口服。

嘱上网购置隔热、防热辐射围裙,工作时穿着。

2018 年 7 月 21 日诊:

其妻代诉,药后无明显不适,原方 7 剂。

成药同前。

2018 年 7 月 28 日诊:

其妻代诉,夜间时汗,上方加煅牡蛎 15 g(先煎),7 剂。

成药同前。

2018 年 8 月 4 日诊:

无明显不适,前列腺按摩左侧叶上段渐畅,偶或小腹拘急不适,前方加炒白芍 12 g,7 剂。

成药同前。

2018 年 8 月 11 日诊：

前列腺按摩渐畅，前方 7 剂。

成药同前。

嘱复查精液常规分析、性激素五项（LH/FSH/T/PRL/E$_2$）及肝功能测定。

2018 年 8 月 18 日诊：

精液量：3.5 ml，精子密度：0.04 亿/ml，A 级＋B 级＝4.84％＋9.68％。

性激素及肝功能测定未见异常。

处方：

生地黄 10 g	熟地黄 12 g	怀山药 15 g
仙灵脾 10 g	川续断 15 g	巴戟天 12 g
炒白术 12 g	制黄精 12 g	菟丝子 15 g
陈　皮 5 g	楮实子 15 g	煅牡蛎 15 g（先煎）
生甘草 5 g	7 剂	

枸橼酸氯米芬，50 mg，1 日 1 次。天然型维生素 E，100 mg，1 日 3 次。胰激肽原酶肠溶片，120 U，1 日 3 次。还少胶囊，每次 5 粒，1 日 2 次。口服。

2018 年 8 月 25 日诊：

药后尚平，前列腺按摩已畅，前列腺饱满、质软，原方 14 剂。

成药同上。

2018 年 9 月 8 日诊：

无明显不适，舌脉平。

处方：

生地黄 10 g	熟地黄 12 g	怀山药 15 g
仙灵脾 10 g	川续断 15 g	巴戟天 12 g
炒白术 12 g	制黄精 12 g	菟丝子 15 g
陈　皮 5 g	楮实子 15 g	山茱萸 12 g
煅牡蛎（先煎）15 g	生甘草 5 g	7 剂

2018年9月22日诊：

取方7剂。

2018年9月29日诊：

其妻代诊。

处方：

生地黄10 g	熟地黄12 g	怀山药15 g
仙灵脾10 g	川续断15 g	川牛膝12 g
炒白术12 g	制黄精12 g	菟丝子15 g
陈　皮5 g	楮实子15 g	煅牡蛎15 g(先煎)
山茱萸15 g	川　芎4 g	生甘草5 g　　7剂

成药同上。

2018年9月13日诊：

前列腺按摩未见异常。舌脉平。上方去川芎,加金樱子10 g。7剂。

成药同上。

2018年10月20日诊：

配偶排卵期有多次性生活,前方减为隔日一服,成药同前,以观动静。如受孕未果,则复查精液常规。

2018年11月3日诊：

配偶未获受孕。

精液常规示：精液量：6.7 ml,精子密度：1.18亿/ml,PR＋NP＝72％＋6％。

正常精子形态率：6.9％。肝功能未见异常。

前列腺按摩通畅,无明显不适,舌脉平。拟方巩固治疗,配偶妇科常规检查,指导排卵期受孕方法。

处方：

生地黄12 g	熟地黄12 g	仙灵脾10 g
川续断15 g	巴戟天12 g	炒白术12 g
制黄精12 g	菟丝子15 g	陈　皮5 g
山茱萸15 g	煅牡蛎15 g(先煎)	乌　药5 g
生甘草5 g	7剂	

体会：

1. 患者年轻，厨师高温环境长时间工作，睾丸的生精功能是否受损是一。其二，体胖，前列腺左侧叶上段有结节并致同侧附睾与睾丸间小结节，说明有炎性改变存在。所以，在治疗之初，要求其配偶上网购置隔热围裙用于工作之时，尽可能降低工作时睾丸温度，保持睾丸良好的生精环境。并通过前列腺按摩治疗，疏通前列腺排泄管道，改善前列腺液的质地，提高对精子的良好支撑作用。

2. 中药处方及成药治疗一个半月左右检查精液质量未获明显改善，虽然性激素测定无异常，考虑到高温工作环境对生精系统可能实质性的损伤，在前列腺病变基本痊愈的同时，加服枸橼酸氯米芬，寄希望提高促使精子发生能力。

3. 依据临床经验，在影响精子质量的显著性因素，诸如前列腺炎/精索静脉曲张/体质因素等治愈或改善后一个半月，精液常规通常会有改善或明显改善，如未如预期或变差，则应及时深入找寻原因，重新设计治疗方案。如已有改善或改善虽不明显，亦需开始指导配偶间排卵期受孕方法以实施备孕。因为，精液常规分析总体虽未达标，但具备授精致孕的精子团队的质与量可能已经满足受孕底线，临床中不乏此类治验。

案例 2

杨某，25 岁。2013 年 11 月 25 日初诊：

婚后一年余，夫妻同居，性生活正常，未采取避孕措施，未孕育。

罹患强直性脊柱炎数年，西药治疗中。精液量：5 ml，精子密度：0.2 亿/ml，A 级＋B 级精子＝9.7％＋39.7％。腰酸腰痛甚，夜尿 2～3 次，口干，齿衄，舌边尖红苔薄，脉细数尺弱。

处方：

生熟地黄各 10 g	炒白芍 10 g	川续断 10 g
菟丝子 10 g	炙龟甲 10 g	生苡仁 10 g
怀牛膝 10 g	生白术 10 g	制黄精 10 g
煅牡蛎 30 g	紫河车粉 3 g	仙灵脾 10 g
山茱萸 12 g	广陈皮 6 g	生甘草 3 g

14 剂（颗粒剂）

2014 年 5 月 2 日诊：

患者服药间断，性急易躁，夜汗明显，齿衄，眠差，舌边尖红苔薄，脉象细数。复查精液常规示：精液量：7 ml，精子密度：0.28 亿/ml，A 级＋B 级精子＝4.7％＋29.7％。春月木旺之季，阴液不足，难涵其于内，故升腾之势愈烈。

处方：

生地黄 10 g	怀山药 10 g	山茱萸 6 g
女贞子 10 g	墨旱莲 10 g	天门冬 10 g
炒白芍 10 g	地骨皮 10 g	钩 藤 10 g
川续断 10 g	广陈皮 6 g	煅牡蛎 30 g
覆盆子 10 g	炙龟甲 10 g	紫河车 3 g
生甘草 3 g	14 剂（颗粒剂）	

2014 年 5 月 20 日诊：

药后诸症有减，配偶排卵期后去炙龟甲（价格较贵因素）加莲子芯 3 g。继服 14 剂。

成药：还少胶囊，每次 5 粒，1 日 2 次。天然型维生素 E，100 mg，1 日 3 次。口服。

2014 年 6 月 19 日诊：

复查精液常规示："精液量：5.8 ml，精子密度：0.42 亿/ml，A 级＋B 级精子＝46％＋23％"。口干而燥，易汗，齿衄有减但依然存在。舌淡苔薄腻，脉细数。

上药续服 14 剂（颗粒剂）。

2014 年 7 月 14 日诊：

夜间仍有汗出，晨时口气较重，舌淡苔薄腻，脉稍数。

前方加黄芩 6 g，14 剂（颗粒剂）。

成药同前。

2014 年 12 月 24 日诊：

当地人民医院复查精常规示：精液量：8 ml，精子密度：0.458 亿/ml，精子活率：6％（参考值为≥40％），前向运动精子率：3％（参考值为≥32％），精子形态：3％（参考值＞4％）。盗汗、口干转甚，齿衄，舌淡红，脉细弦。并诉小便余沥不爽，耻骨上不适，交媾时泄精较快。前列腺直肠指诊：左侧叶上段结节，按摩不畅。前列腺液常规示：卵磷脂小体：＋/HP，白细胞：＋＋＋/HP。

处方：

生地黄 10 g	怀山药 10 g	山茱萸 6 g
女贞子 10 g	墨旱莲 10 g	天门冬 10 g
粉萆薢 10 g	炒白芍 10 g	地骨皮 10 g
川续断 10 g	广陈皮 6 g	钩　藤 20 g
煅牡蛎 30 g（先煎）	覆盆子 10 g	淡黄芩 6 g
紫河车 3 g	生甘草 3 g	7 剂（颗粒剂）

西帕依麦孜彼子胶囊，2 粒，1 日 3 次。还少胶囊，维生素 E 同前。口服。

2015 年 1 月 12 日诊

药后阴虚有热之势见减，夜间汗少。前列腺直肠指诊：腺体质软，无明显结节，按摩取液渐畅。舌脉尚平。

前方去萆薢，加炙龟甲 10 g。7 剂（颗粒剂）。

2015 年 1 月 19 日诊：

今起改服中药饮片并自煎，1 日 3 次。

处方：

生地黄 12 g	熟地黄 15 g	怀山药 15 g
炙龟甲 15 g（先煎）	生白芍 12 g	钩　藤 15 g（后下）
女贞子 10 g	墨旱莲 10 g	煅牡蛎 15 g（先煎）

川续断 15 g	山茱萸 15 g	广陈皮 5 g
覆盆子 10 g	天门冬 12 g	菟丝子 15 g
紫河车粉 3 g(吞服)	生甘草 3 g	14 剂

成药同前。

2015 年 2 月 6 日诊：

复查精液常规示：精液量：6.8 ml,精子密度：0.44 亿/ml,A 级＋B 级精子＝19.6％＋31.2％。前列腺液常规示：卵磷脂小体：＋/HP,白细胞：＋＋＋/HP,pH：6.4。

处方：

生地黄 10 g	怀山药 15 g	炙龟甲 15 g(先煎)
钩　藤 15 g(后下)	女贞子 10 g	墨旱莲 10 g
煅牡蛎 15 g(先煎)	川续断 15 g	山茱萸 15 g
广陈皮 6 g	炒白术 12 g	制黄精 12 g
菟丝子 15 g	紫河车粉 3 g(吞服)	生甘草 3 g　　21 剂

还少胶囊,维生素 E 同服如前。

2015 年 3 月 9 日诊：

患者要求停服中药汤剂。

加服成药：复方玄驹胶囊,3 粒,1 日 3 次。口服。

2015 年 4 月 6 日诊：

复查精液常规示：精液量：5.8 ml,精子密度：0.30 亿/ml,A 级＋B 级精子＝4.2％＋37.8％。

仅服成药后精子活力有下降趋势。临床症状亦明显出现,夜汗多,腰酸甚,前列腺左侧叶出现散在结节,按摩时触痛明显,按摩取液欠畅。前列腺液常规示：卵磷脂小体：＋/HP,白细胞：＋＋＋＋/HP,pH：6.4～6.7 之间。

处方：21 剂(记录缺失)。

成药同上诊。

2015 年 4 月 22 日诊：

复查精液常规示：精液量：5.5 ml，精子密度：0.58 亿/ml，A 级＋B 级精子＝7.4％＋29.1％。前列腺左侧叶上段结节，触痛明显，前列腺液常规示：卵磷脂小体：＋/HP，白细胞：＋＋＋＋/HP，pH：6.7。

处方：前药未服完，续服。

2015 年 4 月 28 日诊：

临床症状不明显，前列腺按摩通畅，前列腺液常规示：卵磷脂小体：＋/HP，白细胞：＋＋＋/HP。

处方：14 剂（记录缺失）。

成药同前。

2015 年 5 月 18 日诊：

精液常规示：精液量：12 ml，精子密度：0.52 亿/ml，A 级＋B 级精子＝56％＋23.9％。前列腺按摩通畅，pH：6.7。

处方：

熟地黄 12 g	怀山药 15 g	炙龟甲 15 g（先煎）
炒白芍 12 g	钩　藤 15 g（后下）	女贞子 12 g
墨旱莲 12 g	煅牡蛎 15 g（先煎）	川续断 15 g
山茱萸 12 g	广陈皮 6 g	炒白术 10 g
菟丝子 15 g	秦　艽 12 g	生甘草 3 g　　14 剂

成药：服用如前。

嘱配偶（内分泌等常规生殖功能检测未发现明显异常）注意排卵期监测，依据 BBT 及拉丝状白带等现象，争取早日受孕成功。

2015 年 6 月 22 日诊：

精液量：6.8 ml，精子密度：0.54 亿/ml，A 级＋B 级精子＝27.2％＋24.6％。前列腺按摩通畅，pH：6.7。

处方如前。

2015年7月16日诊：

当地人民医院精液常规示：精液量：6 ml，精子密度：0.30亿/ml，PR＋NP＝62％（PR未注明数值）。

上方秦艽易独活10 g，续服。

随访：三个自然周期未受孕后，遵嘱行输卵管造影检查示双侧堵塞。第一个IVF-ET周期受孕成功，顺产一男婴，发育正常。

体会：

1. 这是一个比较复杂的病例。基础疾病为强直性脊柱炎，迭经西药治疗，病变发展虽得以控制，但全身体质状况较差，一派肝肾阴虚、虚实夹杂之象。加之新婚不久，夫妻同来诊治时男子主诉始有保留（小便余沥不爽/耻骨上不适/早泄等未提及），开始诊疗阶段忽略了对生殖系统炎性（慢性前列腺炎）病灶的重视。

2. 患者居住外地，因工作及"保密"原因，起初就诊间断且只肯服用颗粒剂中药，对处方的药物平衡及调配不利（颗粒剂为固定剂量独立小包装）。后改为中药饮片并自煎（网上购买中药养生煲中药壶，一剂日服三次，煎药质量比煎药机代煎为佳，且自动保温、定量）后不仅处方配比可以随症而变，药效也得以保证。

3. 在取得患者信任后的门诊过程中，从随意交谈中发现了慢性前列腺炎的病症信息，针对治疗后出现明显转折，精液质量亦随之出现好转且得以稳定。至于前列腺液的pH，第一次按摩时为6.4，可能是炎性物质尚未畅出的缘故。而临床治疗痊愈仍高于6.3～6.5的正常值而未复归，有文献资料指出，通常会在前列腺炎治疗痊愈后三个月甚至更长时间后，前列腺液的pH才能完全恢复正常。

4. 配偶在男子治疗前已经做过相关生殖系统的基本检查。因此，在精液常规基本正常及相应疾病、症状、体征等消失后，通常会指导在排卵期的正确性生活。如三个自然周期未受孕，则要求配偶行输卵管造影等进一步检查。

附：女性月经周期调理

生育是男女双方的事，除了具备正常的组织结构外，良好的生育状态和时机把控也是十分重要的。与精子的发生是一个不间断的过程不同，女性的月经周期性十分明确。除非输卵管等实质性不育不孕因素外，通过对生育期女性月经周期的监测与分析对临床指导备孕夫妇受孕及优生优育有重要的应用价值。而基于月经周期理论创立的中医周期治疗方案不仅有非常好的治疗及助孕效果，而且对女性相应的周期性病症问题、对体质（尤其是围绝经期）亦有很好的调理作用。

 临床分析

1. 西医周期理论剖析

现代医学的月经周期理论是建立在女性正常的生殖系统结构和功能基础之上的生殖-生理理论体系之一。虽然尚未彻底洞悉，但已基本明确。下丘脑-垂体-卵巢之间的相互调节、相互制约是女性生殖内分泌的核心所在，即所谓的下丘脑-垂体-卵巢轴（HPOA）。抛开月经期的激素调控不论，垂体性激素促卵泡激素（FSH）始动于卵泡发育的初期；而在卵泡发育的后半期，黄体生成素（LH）在 FSH 降低的同时开始升高，并于排卵前形成高峰。FSH 并能促进雄激素（A）转化为雌二醇（E_2），而当 FSH 不足，不足以将 A 转化为雌激素时则被转化为高活性的双氢睾酮而引起卵泡闭锁。卵巢性激素 E_2 从卵泡期开始缓慢升高，并在卵泡晚期形成分泌高峰。排卵前一般 E_2 的高峰先于 LH 高峰 14～24 小时，LH 高峰出现后 10～12 小时出现排卵。而排卵前孕激素（P）的上升也是重要因素。排卵后，LH/FSH 则分泌趋谷势改变，而 P/E_2 则逐步升高，月经前方骤然下降而预示下一个月经周期的开始。从周期理论可以看出，在卵泡发育阶段（直至排卵前）FSH/E_2 和 LH/P 具有大致相同的效应方向和时点。诚然，FSH/LH 具有更高的调控层次与调控能力，但也相对较难把握。而临床上对 E_2 和 P 的认识则更为清晰与易于把控。E_2 的生理作用表现在对子宫颈（松弛宫颈口，增加宫颈黏液分泌、质稀、拉丝度加强)、卵巢(促进卵泡发育)、神经系统(更年期 E_2 水平下降，出现更年期综合征症状)等方面。而 P 的生理作用表现在对子宫内膜(为受精卵着床做准备)、促排卵和代谢及中枢作用(增强能量代谢,作用于体温中枢,升高基础体温)等方面。

综上所述,现代医学的月经周期理论是基于内分泌激素调控,卵巢、子宫出现排卵、月经等生理周期变化的完整应答机制。从临床实际运用角度分析,激素水平的检测不仅有时效(采血样本时段)性问题。而且,激素水平的波动也和情绪、睡眠等因素密切相关。再则,在月经周期的不同时点频繁抽取血液样本送检患者也难以接受,临床并不可行。但与此相对应的基础体温(BBT)测定在反应垂体性和卵巢性激素水平方面虽不够精准,但也基本能反映月经周期的内分泌变化特征(图1,图2)。

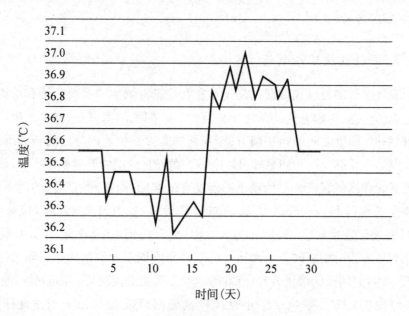

图1　月经周期中基础体温(BBT)变化曲线

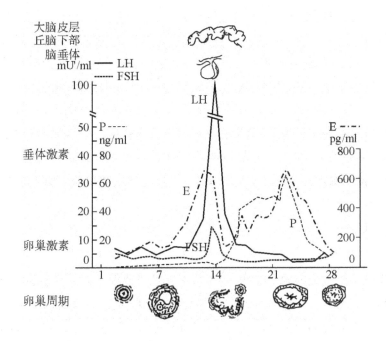

图 2　月经周期中脑垂体、卵巢激素的周期性变化曲线

2. 中医月经周期理论的构建

从现代医学月经周期理论可以简单归纳为：FSH/LH 的重要作用在于卵泡期和排卵的启动作用。而 E_2/P 分别主导着卵泡期和黄体期的运作过程。无论是从 E_2 的生理功能还是从低体温状态分析，E_2 都具有类似中医肾阴（肾主生殖）的特征。而 P 则相反，生理功能与体温表现均表现为阳热特征，可归类于肾气、肾阳表现。但两者并不是截然可分，而是你中有我，我中有你，互为转化（亦是阴阳转化）的过程。如果将月经结束至月经再次来潮分为三个阶段来看则更为明显。在卵泡初中期，FSH 启动后便是 E_2 主导；但在卵泡的中后期，则 LH/P 开始介入并借 E_2 峰而骤升 LH 峰；黄体期则转由 P 主导并持续至下次月经来潮。但 E_2 并未完全消退，而是在一定的高分泌状态辅佐 P 以至周期结束。从中医理论分析，这是一个典型的阴长、渐盛、化阳、阳盛的周而复始过程。阴为物质，是阳的基础。阳的生发有赖于阴精的供给与滋养。阳得阴助方能行温煦、生发之职。而阳的作用又为阴精的肇始、生成所必须。中西医理论在月经周期理论中能如此默契、互相印证恰恰说明,在面对同样的生命体、同样的周期性生理问题时虽然思维方式和表述方法不同,但并不妨碍从不同的角度对事物本质做出正确的认识与归纳。有鉴于此,中医调周期理论的相对思路是:将月经周期分为三个阶段(月经期一般不需治疗,如须治疗则增加月经期分为四个阶段)来辨周期治疗。在卵泡期初中期以滋肾填精为主,少佐补益肾气;在排卵前(卵泡中后期)仍以补阴为主,增益气温阳为辅;黄体期(排卵后—月经前)则滋阴与温阳并重,偏于温阳。并可在临床运用中,结合不同个体的临床证候差异予以辨证加减。

 临床对策

我们可以视典型的 BBT 曲线为与正常月经周期生理所具备的内分泌基础时相对应的外象型标准曲线。知常可以达变,通过中医周期理论治则与方药将异常表现的 BBT 调整回正常的曲线形态,便达成了传统中医临床所期待的"复旧"目的。可从月经结束至下次月经来潮按前述三个阶段相应以"方一""方二"和"方三"为基本方实施临床治疗。

1. 基本方

(1) 方一

生地黄 10 g	熟地黄 12 g	女贞子 15 g
墨旱莲 10 g	炙龟甲 15 g(先煎)	山　药 15 g
山茱萸 12 g	淫羊藿 10 g	覆盆子 10 g
菟丝子 15 g	炒枳壳 9 g	陈　皮 6 g
生甘草 5 g		

加减:药后便溏次频者,加炒白术 12 g,制黄精 10 g;情绪欠佳者,加柴胡 5 g,炒白芍 9 g;脘腹不适者,加苏梗 10 g,佛手 6 g。

(2) 方二

熟地黄 15 g	女贞子 15 g	墨旱莲 10 g
炙龟甲 15 g(先煎)	山　药 15 g	山茱萸 15 g
淫羊藿 12 g	楮实子 15 g	巴戟天 12 g

| 菟丝子 15 g | 川　芎 6 g | 炒枳壳 12 g |
| 陈　皮 6 g | 覆盆子 12 g | 生甘草 5 g |

加减:白带量少,无明显拉丝者,加重山茱萸量至 18～24 g,阿胶 10 g(烊化);少腹坠胀者,加炒白芍 12 g,赤芍 10 g。

(3) 方三

制香附 12 g	熟地黄 15 g	女贞子 15 g
墨旱莲 10 g	炙龟甲 15 g(先煎)	山　药 15 g
山茱萸 15 g	淫羊藿 12 g	巴戟天 12 g
菟丝子 15 g	紫石英 15 g(先煎)	鹿角霜 15 g(先煎)
益母草 15 g	炒枳壳 9 g	陈　皮 5 g
生甘草 5 g		

加减:烦躁易怒者,加钩藤 15～30 g(后下);心烦失眠者,加莲子芯 3～5 g,百合 15～30 g;乳房胀痛甚者,加玄胡索 12 g,郁金 9 g;既往有痛经者,加乌药 9 g,痛甚伴手足冷者,加细辛 3 g,炮姜 5 g,炒白芍 15 g。

2. 针灸治疗

针灸对于助孕有明确临床疗效,惟笔者并无经验。

临床心得

1. 临床中,亦可简化治则,以排卵为限分经后和经前二期按周期理论指导立方治疗

在治疗次月可根据 BBT 表现调整滋阴或温阳药物权重。对于 BBT 低相不低、排卵期白带量少、拉丝不明显者,要加重滋阴填精药物与剂量;而对于 BBT 高相不高、乳胀、少腹坠胀、冷痛者,应加强温肾助阳之品与剂量。

2. 无论是周期治疗的任何时期,均需注意以下几点:

(1) 注重精神心理调护

对于心理状态不佳,有忧郁倾向的患者,除了心理疏导外,先行予疏肝解郁方药为主,如:柴胡、黄芩、郁金、炒白芍、佛手、合欢花、玫瑰花等,兼以调周期治疗。待肝郁基本解除后方进入完全周期调理阶段。

（2）保证充足睡眠

要使患者养成良好的睡眠习惯，早睡早起，一般要求晚 11 点前就寝，要睡足 7～8 小时。对于有睡眠障碍者，可根据患者的不同特点，选择晚餐或临睡前适当运动、温水泡脚等措施帮助改善睡眠。并可在周期调理方中加入或重用诸如：钩藤、酸枣仁、百合、合欢花（皮）、石决明、煅龙骨、煅牡蛎等。

（3）要注意膳食均衡、富于营养、容易消化吸收原则

在碳水化合物、脂肪、蛋白质、纤维素、维生素、微量元素不缺乏的前提下，保证优质动物蛋白质的摄入，脂肪则根据身体质量指数（BMI 指数）予以控制或适量增加摄入，保持适中状态。

（4）滋阴填精时要顾护脾胃运化功能

滋阴填精类药物基本上贯彻于周期治疗的始终（与西药"克龄蒙"组方原理不谋而合，异曲同工）。因为，无论是女性属阴，还是月经、白带、卵子、子宫内膜、子宫宫体的形态等均是有形物质，有赖于阴精的滋养。阴亏则形无以成，或有形而不丰。即使受精成胚亦易夭折。但滋阴填精之品，大多质重、滋腻，对于脾胃不健者不可急于求成，应在脾胃可以负荷的情况下渐次增加用量，不仅要使药有所值，又要不至碍胃伤脾，延误治疗。对于始服有便溏现象者，可以多次少量分服（一剂煎煮 2～3 次，分 5～6 次服），或采取二剂药吃 3～4 天的方法处理。通常 1～2 周后可自然适应。也可增加健脾助孕的药物权重。

（5）益肾（气）温阳类药物使用虽也是贯彻周期治疗之始终，但应仔细甄别，分外慎重

在方一或经后期方中只能酌配少许益肾温运之品，诸如：淫羊藿、菟丝子、楮实子、覆盆子等，既能使阴得阳升而泉源不竭之意彰，又不能喧宾夺主，甚至戕伐、耗损阴精。即便是在方三或经前期方中，亦须注意温而不燥，并发挥滋阴类药的制约作用。特别是在乳房胀痛、情绪激动、心烦失眠的患者处方时更应格外小心处置。

（6）对于需要在月经期处方者常有以下情况

月经量少、月经量多、痛经甚、血块多、经期腹泻等。辨当首辨寒热、血瘀、血虚诸途。择药不可过热过寒，化瘀不可伤正。对于仅经期腹泻者，不必在经期治疗，而在周期调理时注意顾护脾胃、增加健脾助运类药物一二味便可。

助孕技巧

面对不育不孕患者,首先是争取尽可能早地诊断出不育不孕的确切原因。剔除非药物治疗(需辅助生育技术)者外,通常会有二类患者,一类存在明确的不育不孕因素,一类可能仍然找不着影响不育不孕的因素。前者需跟进治疗无疑,但后者是否需要治疗? 笔者的建议是:**需要!** 因为,即便退一步从优生优育的角度也是没有问题的,只是治疗的频度和力度与前者明显不同而已。况且,近些年来,胚胎停育的问题比较突出,许多是无法找到发生原因者。在临床接诊中,男性首先要排除慢性前列腺炎(从精液角度影响精子质量思考见前述)的可能,女性要结合 BBT 和临床症状(有症状未必有确切的病症存在)实施周期调理。通常治疗 3 个月后进入受孕状态(目前按这个思路诊治成功案例不少)。因为,对于男女双方而言,孕育前的准备工作没有最好只有更好。而且,无论是这两类患者其中的哪一类,提高孕育意识、掌握孕育技巧都是必需的。临床上,会对不育不孕夫妇做以下几点辅导和建议。

1. 面对现实,需谨慎乐观

孕育虽说是人类的本能,但至今为止,有三个方面的问题必须引起足够的重视。

(1) 生育力的显著退化

单从男性而言,精液分析标准中的精子浓度要求就已经从 20 世纪七八十年代的 $(60\sim100)\times10^6/ml$ 下降到目前的 $15\times10^6/ml$。难怪会有学者预言再过几十年可能人类的繁衍能力将面临严峻挑战。

(2) 孕育机理研究进展迟缓

相对于妇科而言,男性学独立成科较迟。中医男性学研究的文献虽可在数千年历史的记载中一见,但国内外男性学系统理论的形成却肇始于20 世纪70 年代。因此,有学者曾调侃道:人类对男性生殖系统的认识还远不及人类对月球的了解。因此,在不育不孕中,不能只满足于目前的理论与解释,对于不明原因却就是不育不孕的患者要积极思考、主动应对。

（3）对辅助生育技术的思考

辅助生育技术确实给一些原本无生育机会和可能（诸如无精子症、输精管缺如、阳痿、不射精、逆行射精、输卵管阻塞等）的不育不孕患者带来了福音。但也不得不须引起足够重视的是：辅助生育技术是与自然选择、优胜劣汰的行为和理念不完全一致的助孕方法。其次，这种技术从 70 年代运用至今是没有经过前期缜密研究、大样本调查、回归分析后才从实验室走向临床的。市场的迫切需求使得本来需要非常严谨的过程被简化了。虽然目前并无大样本的质疑证据，但临床中医患共同追求的目标仍然应以自然状态的孕育过程为首选。

2. 调整心态，战略与战术并重

面临不育不孕问题，无论是比较困难的局面，抑或是相对较易解决的问题。其实就是零和百分百的概率问题。正常生育力的夫妇也不是每个月经周期都能恣意受孕；而不育不孕夫妇也不是一年中所有月经周期均无受孕可能。因此，一方面要战略上不被这个问题所困扰，以免形成较重的心理负担；另一方面，战术上要重视不育不孕问题，争取一个环节、一个环节地处理好。努力了，不一定能成功；但不努力，成功的概率将更小。这便应验了非常有哲理的那句话："谋事在人，成事在天"。

3. 保证睡眠质量，做到作息有时

从临床的角度分析，对于不育不孕等临床问题，患者的睡眠问题与精神心理问题一样都应引起足够的重视。睡眠的问题既有习惯问题，也有病症问题。如果是失眠病症，常不是单纯医药所能独立解决的问题。况且，对于不育不孕的患者而言，使用药物来改善睡眠问题对优生优育也不是首选的方法。因此，患者应主动、自律，通过改变睡眠习惯，调整作息时间、合理分配用脑及用体活动等来纠正失眠和改善睡眠质量。根据德国学者的研究报告，每晚以 23 点前就寝为最佳，睡眠时间以 7～8 小时为宜。

4. 养成良好生活起居习惯，增强体质

目前的生育人群，一方面自知少饮水、少运动、久坐、看电脑、玩手机、晚睡、嗜辣、饮酒、桑拿等对健康和生育不利，另一方面却又难以自控。门诊中

通常要求不育不孕夫妇同时到诊、闭门交谈与辅导。建议他们上升到对后代品质高度来重视和面对生育问题。在饮食和睡眠建议之外，要求他们有适当的户外运动时间，尽可能地夫妇同行，秀秀恩爱（在别人赞美声和自我陶醉中能造就良好的精神心理愉悦状态）。运动方式以游泳、快走、慢跑为主，登山、郊游则更佳。

5. 掌握孕育常识，把握孕育机会

虽然患者的知识水平不低，互联网查寻也简单便捷，但获取的综合孕育建议却良莠不齐，莫衷一是。在不育不孕夫妇双方治疗获效开始备孕阶段，要求他们注意把握以下几个环节：

（1）精液准备

在备孕期，要求男性于配偶下次月经来潮前 20 天左右有一次性生活，将陈旧、可能老化的精子排出（建议在备孕期，除排卵期性生活外，尽量使用避孕套，避免抗精子抗体等问题产生的可能）。

（2）排卵期预测

在一次正常的月经周期中，提出以下五点可以用来综合判断是否有排卵可能。① BBT 低相出现（BBT 测定一定使用传统玻璃水银体温表，且于满足良好睡眠 6 小时后自然醒、不起床、不讲话、不饮食，于舌下测量 3 分钟所得体温数据方为有效）。② 白带出现拉丝状改变。③ 处于下次月经来潮前约 14～16 天。④ 测排卵试纸（最好同时使用两个品牌的产品，以防不准）提示有排卵征兆。⑤ 超声排卵监测（虽然很准确，但通常是在排卵后才能确认，容易错过交媾时机）。

（3）交媾时机与技巧

欲生育于排卵期交媾是人人皆知的事，但会不会受孕？能不能让胚胎顺利发育？却似乎只能是顺乎自然、难以预测的事。其实是有些值得注意的技巧的。① 精子：一般认为，精子以排精后 3～5 天的质量为佳。即使是每天排精一次，在其后的 2～3 天内，每次排出的精液中精子数量仍可维持 1 亿个之巨。此外，有学者研究认为：精子进入女性体内可存活 48～72 小时且具备受精能力（自然是逐渐衰减的）。② 卵子：自然状态下，女性每月只有一个优势卵泡形成。而且，有学者研究认为：卵子最佳受精时间被认为是排卵后的 8 小时之内。③ 交媾日:在前述排卵预测的五项指标中,前四项在排卵期间可能不止一次(犹如"麦穗"理论一般,往往错过才发现最佳)出现,本着精子存活时间相对较长而卵子存活时间相对较短的特征,建议遵循"宁可做错,不可错过"的原则于排卵期之 3～5 天内多次交媾。因此,建议受孕交媾日以晚 8 时左右(有学者研究指出,排卵以晚间概率最高)为佳(因尚须保持交媾体位近 2 小时,如太迟会影响睡眠质量和次日工作)。④ 姿态:子宫在盆腔的位置超声检查通常有"前位"和"后位"两种表述。前位子宫女性建议仰卧位交媾,同时须臀下垫一只薄枕,上铺一大毛巾以防弄污床单。而后位子宫女性平时可每晚跪姿半小时以试图纠正后位状态。交媾时采取跪式交媾,膝下仍须铺一大毛巾以防弄污床单。⑤ 静待:交媾后保持既有姿势 2 小时为佳,起码也在半小时以上,以利精子能顺利、足够多地泳入宫腔。并注意在交媾后不可用纸巾等堵塞或夹持于阴道口(因虹吸原理可将阴道内精液吸出而致精子总量减少而影响受孕)。⑥ 频度:建议在排卵期有 2～3 次交媾,直至体温上升出现 BBT 高相。

6. 注意孕期管理,优生优育后代

如果在排卵期如法交媾,当 BBT 高相维持 14 天左右,如未获受孕则月经将至。如 BBT 高相大于 16 天则受孕概率明显增加,需去医院抽血检测人绒毛膜促性腺激素(β-hCG)看是否受孕成功。如检测无怀孕证据,对于既往月经周期正常的女性,有受孕准备且排卵期交媾,而月经延期未至者,须隔日检测一次 β-hCG,或确定怀孕,或期待月经来潮。切不可轻易放弃希望与早期管理。如一旦确认怀孕,仍须注意:① 加强情绪、睡眠、饮食等管理。② 穿平底鞋、少提重物、防跌跤。③ 如出现腰酸、小腹坠感、阴道出血需即时就医。④ 有流产病史者,更须在妇产科医生指导下,定期监测 β-hCG、E_2 和 P 等指标,必要时及时中西医结合治疗以防止胚胎停育或流产可能。⑤ 当怀孕≥6 周,超声检查无胚囊,或有胚囊而无胚芽,或有胚芽而无胎心搏动者则常提示胚胎停育可能。如确诊胚胎停育,行人工流产术时则建议将胚囊(芽)送检做染色体检测。不育不孕夫妇双方亦须做染色体常规检测以排除遗传问题。⑥ 如预防流产或有流产先兆进行中西医结合保胎治疗者,疗程通常需 3 个月及以上,待胎盘能正常分泌 hCG 后方可停止保胎治

疗。⑦ 正常怀孕 3 个月后还须在妇产科医生指导下进行唐氏综合征筛查等遗传学、优生学检查以期达到优生优育的目的。

案例

不孕不育夫妇,婚后胚胎停育二次,生化妊娠一次。

张女,31 岁。

2006 年始雄激素增高,超声波检查示卵泡多,考虑多囊卵巢综合征,口服达英-35 治疗,治疗后近五年来有优势卵泡形成。2010 年孕 70$^+$ 天时胚胎停育,行清宫术。2011 年生化妊娠一次。2012 年孕 60$^+$ 天时胚胎停育,行清宫术后病理示 2 号染色体增加。身体素健,月经正常。唯面赤、易汗,性格外向,建议寻求中医妇科调周治疗。

王男,32 岁。

2013 年曾因会阴部酸痛,前列腺液常规示:白细胞:＋＋＋/HP,寻求泌尿外科门诊治疗,予服:头孢克肟,0.1 g,1 日 3 次;银花泌尿灵胶囊,2.0 g,1 日 3 次。

2013 年 2 月 12 日初诊:

配偶胚胎停育二次,生化妊娠一次。精液常规正常(数据缺失)。口干口臭,眠差,性情急躁,欲旺,交媾易泄。舌边尖红苔薄,脉细数。前列腺欠饱满,两侧叶扪及散在结节。前列腺常规示:卵磷脂小体 ＋＋/HP,白细胞＋＋＋/HP。

处方:

柴 胡 6 g	黄 芩 10 g	生地黄 10 g
炒白芍 10 g	山茱萸 6 g	钩 藤 20 g
莲子芯 10 g	煅牡蛎 30 g	炙龟甲 10 g
女贞子 10 g	墨旱莲 10 g	炒枳壳 6 g
鸡骨草 30 g	生甘草 3 g	7 剂(颗粒剂)

前列腺液支原体、衣原体、细菌培养检测。

2013年2月18日诊：

前列腺液培养未见阳性结果。

药后感觉尚平，手足心仍热，眠仍差，舌脉平。前列腺按摩较前为畅，两侧叶结节变少。前列腺常规示：卵磷脂小体＋＋/HP，白细胞＋＋＋＋/HP。

处方：

柴　胡 6 g	黄　芩 10 g	生地黄 10 g
炒白芍 10 g	山茱萸 6 g	钩　藤 20 g
莲子芯 10 g	地骨皮 10 g	天　冬 10 g
麦　冬 10 g	煅牡蛎 30 g	郁　金 10 g
生甘草 3 g	7剂(颗粒剂)	

2013年3月3日诊：

药后尚平，晨勃佳，交媾时勃起亦佳，早泄不显。舌淡苔薄，脉小数。前列腺按摩渐畅，结节不显。前列腺常规示：卵磷脂小体＋＋＋/HP，白细胞＋/HP。

处方：

前方续服7剂(颗粒剂)。

2013年3月10日诊：

药后尚平，口干口气仍重，舌脉平。前列腺饱满，按摩通畅，前列腺液常规示：卵磷脂小体＋＋＋/HP，白细胞：＋/HP，pH：6.4。

处方：

柴　胡 6 g	黄　芩 10 g	生地黄 10 g
熟地黄 10 g	炒白芍 10 g	山茱萸 6 g
钩　藤 20 g	煅牡蛎 30 g	炙龟甲 10 g
女贞子 10 g	墨旱莲 10 g	炒枳壳 6 g
生甘草 3 g	7剂(颗粒剂)	

2013年3月18日诊：

近日运动较多，腰又酸痛，性欲低下，交媾时难以兴奋，便溏日行2～3次。舌淡苔薄，脉缓。前列腺按摩通畅，腺体饱满，前列腺液pH：6.4。

处方：

柴　胡6g	黄　芩10g	炒白芍10g
川续断10g	沙苑子10g	山茱萸6g
仙灵脾10g	麦　冬10g	覆盆子10g
煅牡蛎30g	菟丝子10g	炒枳壳6g
生甘草3g	7剂（颗粒剂）	

2013年3月31日诊：

药后尚平，夜汗明显。

处方：前方加地骨皮10g。7剂（颗粒剂）。

2013年4月14日诊：

药后尚平。

处方：上方去地骨皮、覆盆子，加金樱子10g，莲子芯10g（原因未记）。14剂（颗粒剂）。

2013年4月28日诊：

药后尚平，偶觉既往前列腺炎时两少腹不适又现。

处方：前方去麦冬，加钩藤20g。7剂（颗粒剂）。

2013年5月5日诊：

药后尚平，少腹不适亦轻。前列腺按摩欠饱满，但无结节感，无明显触压痛，前列腺液pH：6.4。舌脉平。

处方：

生地黄10g	怀山药10g	炒白术10g
川续断10g	沙苑子10g	山茱萸6g
钩　藤10g	金樱子10g	煅牡蛎30g
菟丝子10g	炒枳壳6g	仙灵脾10g
制黄精10g	生甘草3g	7剂（颗粒剂）

2013 年 5 月 12 日诊：

近来尚平。

处方：上方去仙灵脾，加炒白芍 20 g（原因未记）。7 剂（颗粒剂）。

2013 年 5 月 19 日诊：

目前无明显不适。前列腺饱满，按摩通畅。眠佳。

处方：上方去钩藤，加制香附 10 g（原因未记）。7 剂（颗粒剂）。

2013 年 6 月 9 日诊：

药后尚平，前列腺欠饱满，按摩通畅。

处方：上方去生地黄、金樱子，加熟地黄 10 g，覆盆子 10 g，紫河车 3 g。7 剂（颗粒剂）。

以后诊疗记录病历因患者搬家时遗失，印象中大概每一两周来门诊做一次前列腺按摩治疗（仅测试一下 pH），中药也是间服，以最后几诊的处方加减化裁。

配偶中药调周治疗后，临床症状明显改善。从 2014 年 5 月起促排卵治疗，并指导排卵期交媾。2014 年 7 月 8 日记录示停经 39 天，超声波检查示：宫腔 1.04 cm×0.37 cm 暗区，暗区周边见中回声光点区。2014 年 8 月 25 日超声波检查示：宫内见胎儿回声，顶臀径 5.34 cm，胎心率 167 次/分。胎盘位置：后壁。2015 年 2 月因臀位行剖宫产一健康女孩。

随访至今，小孩健康活泼，十分聪颖。

体会：

1. 胚胎停育是目前临床的一个难点，由于原因不明，很难有治疗预案。从男女双方均是生育主体的主旨出发，针对有关精（卵）子品质、体质因素、受孕时机，尤其是生殖系统哪怕是微小的问题的排查也不放过，力求在双方最佳状态下受孕。近几年已有四对胚胎停育夫妇，在男方精液常规正常但查治前列腺炎后受孕成功并生育者。诚然，其他的因素也不能忽视。

2. 在治疗前列腺炎的同时并需注重体质调理，在以前列腺按摩确认前列腺腺体病理因素消失后，仍需间断坚持按摩治疗，并适当服用康精类方剂以冀提高精子品质。

3. 有文献指出在卵子排出初 8 小时内受孕有望提高受孕率、胚胎发育良好率。因此,辅导不育不孕夫妇排卵期性生活亦十分重要。

　　4. 根据临床反馈,接受中药治疗的不育不孕患者所生育的子女,往往聪明好动,学习能力强,但缺少耐心。同样的知识点常常学一遍就行,让其重复学习则可能注意力不愿集中。